ATOPHAN

($C^{16}H^{11}NO^{2}$)

y

SUS APLICACIONES TERAPÉUTICAS

Dr Robert CRUET
ANTIGUO EXTERNO DE LOS HOSPITALES DE PARIS

ATOPHAN

(C^{16} H^{11} NO^{2})

y

SUS APLICACIONES TERAPÉUTICAS

PARIS
LIBRAIRIE J.-B. BAILLIÈRE ET FILS
19, RUE HAUTEFEUILLE, 19

1913

ATOPHAN

(C^{16} H^{11} NO^{2})

y

SUS APLICACIONES TERAPÉUTICAS

INTRODUCCIÓN [1].

Hace mucho tiempo que la eliminación del ácido úrico ha preocupado al médico, quien procura librar la economia del exceso de este ácido; pocos medicamentos estan á su disposición y ninguno hasta hoy hizo eliminar una cantidad suficiente de ácido úrico para obtener un resultado satisfactorio. Por eso es que Castaigne pudo escribir ; se puede solubilizar los depósitos uráticos ? Es esta la cuestión que quieren resolver desde mucho tiempo los terapéuticos. Se han preconizado variedades múltiples de medicamentos. Fundábanse en vistas patogénicas, la mayor parte muy hipotéticas. Actualmente, debemos admitir que ningun medicamento conocido llega á solubilizar las concreciones uráticas una vez formadas ; apenas si algunos de entre ellos pueden tener una acción cualquiera para impedir su formación.

En 1908, despues de investigaciones relativas al efecto fisiológico del ácido quinólico-carbónico y de sus derivados, Nicolaïer y Dohrn observaron que una serie de derivados de estos ácidos ejercían una influencia sobre la eliminación del

(1) Abreviación : A. U. = ácido úrico.

ácido úrico en el hombre. Esta propiedad fué marcada principalmente para el ácido fenilquinólico ^{2}-carbónico ^{4}. Despues de este descubrimiento, publicaron numerosos trabajos acerca de este producto : estos autores observaron su acción especifica sobre la gota ; consiguieron resultados notables en el reumatismo articular agudo y la ciática ; en fin, últimamente, ensayos hechos en ciertas formas de reumatismo blenorrágico han demostrado que este medicamento podia algunas veces tener una influencia muy benéfica sobre la evolución de esta afección.

Nos ha parecido interesante comprobar la acción terapéutica de este nuevo medicamento. Las numerosas observaciones que hemos consignado en este trabajo nos han demostrado que los resultados conseguidos eran muy superiores á lo que se obtiene tratando la gota por el cólchico ó sus alcaloides, y el reumatismo articular agudo por el salicilato de sosa y todos sus derivados. Nos hemos dedicado á averiguar por que mecanismo obraba el ácido fenilquinólico^{2}-carbónico^{4}. En fin, nos ha parecido interesante decir algunas palabras acerca de la patogenia de la gota, tal como se concibe actualmente.

Nuestro estudio se divide, pues, en varios capítulos :

El primer capítulo será dedicado á la histórica del medicamento y exposición de sus propiedades físico-químicas ;

En el segundo, expondremos la acción del medicamento sobre la eliminación del ácido úrico y estudiaremos las diversas teorias emitidas para explicar su acción terapéutica ;

En fin, en el tercero, expondremos nuestras vistas sobre la terapéutica de la gota, del reumatismo articular agudo, y de las diversas afecciones debidas al exceso de retención del ácido úrico en la economia, afecciones estas susceptibles de ser tratadas con éxito por el Atophan.

CAPITULO I

EL ATOPHAN

Histórica — Estudio físico-químico.

El ácido fenilquinólico[2]-carbónico[4], mas fácilmente nombrado « Atophan » y su acción sobre la eliminación del ácido úrico han sido descubiertos en 1908 por Nicolaier y Dohrn.

Esta preparación pertenece á la clase de los ácidos quinólicos y representa la combinación fenilquinólica[2]-carbónica[4].

La fórmula química puede escribirse $C^{16} H^{11} NO^{2}$.

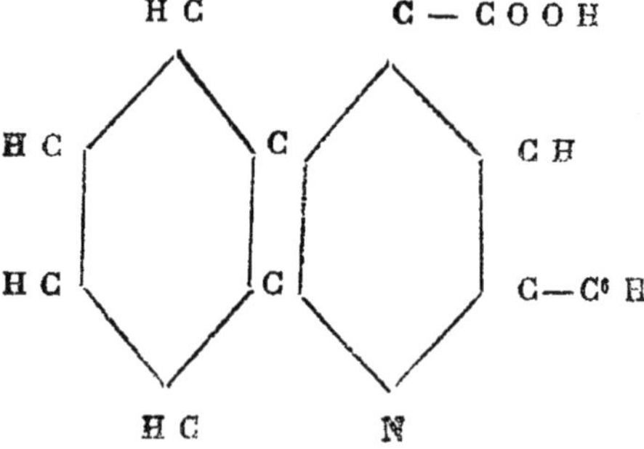

El ácido fenilquinólico[2]-carbónico[4] cristaliza en pequeñas agujas fusibles entre 97° 98° centigrados ; preséntase bajo la apariencia de un polvo ligero recordando la consistencia del tanino de Pelouze. Insoluble en el agua, sea cual fuere la temperatura, soluble en los alcalinos, en el alcohol caliente lo mismo que en acetona y en el ácido acético cristalizable hirviente.

De sabor amargo, su olor ligeramente picante es debido á la tenuidad excesiva de sus partículas en suspensión en el aire.

Numerosos autores hicieron entonces investigaciones acerca del modo de acción de este producto. Los pareceres pueden dividirse en dos categorias :

Unos afirman que el Atophan tiene una acción electiva sobre el riñon facilitando de este modo la eliminación del ácido úrico. Esta teoría fué defendida por Weintraud, médico del hospital de Wiesbaden y sus alumnos Franck y Bausch ; ha sido continuada y completada primeramente por Fromhertz, de Wiesbaden, en seguida, por Zuelzer, de Berlin, quien, muy afirmativo, asegura que, bajo la acción del medicamento, el ácido úrico contenido en la sangre está completamente eliminado.

Los otros, con Starkenstein, de Praga, afirman que el Atophan no tiene acción sobre el riñon y que, por lo contrario, obrando sobre el metabolismo de las purinas (fermentos biológicos), el aumento de la eliminación de A. U. es debido á una destrucción más enérgica de las nucleo-albuminas bajo la influencia del medicamento.

Retzlaff, asistente de la clínica del Profesor Krauss, de Berlin, ha estudiado el estado de la sangre mientras se administraba el medicamento y ha deducido que el Atophan tenía una acción especifíca, puesto que facilitaba el metabolismo de las purinas, pero que no obraba sobre el riñon porque, contrariamente á Weintraud, encontraba ácido úrico en la sangre venosa despues de la absorción del medicamento. Gudzent concluye como Retzlaff aunque admita una ligera acción sobre el riñon. Sin embargo, si no tienen la misma opinión acerca del modo de acción del nuevo producto, todos los autores estan conformes acerca de sus propiedades terapéuticas.

El estudio de su acción verdaderamente específica contra la gota aguda y crónica lo hicieron Weintraud, Retzlaff, Zuelzer, Gudzent, Klemperer y Guinet.

El estudio de su acción contra el reumatismo articular agudo lo hicieron Frankel, Klemperer, Bendix y Guinet.

Zuelzer ha observado resultados más satisfactorios en varios casos de ciática.

En fin, muy recientemente, Arning en Alemania y Mauricio Guinet en Francia observaron resultados favorables en ciertas formas de reumatismo blenorrágico.

CAPITULO II

EL ATOPHAN Y LA ELIMINACIÓN DEL ÁCIDO ÚRICO

Los primeros ensayos que se hicieron sobre el conejo y sobre el perro han demostrado que dosis diarias repetidas de 2 y 3 gr. no provocan perturbaciones mórbidas ; fué entonces que probaron el Atophan en el hombre sano. A. Nicolaier y M. Dohrn fueron quienes reunieron las primeras observaciones y averiguaron con Starkenstein que, en el hombre, con una excreción de A. U. de 102, 27 0/0 arriba de la normal, la eliminación de la alantoina no estaba influida, pero este último autor descubrió, contrariamente á las previsiones que, despues de administrarse el Atophan á conejos ó á perros por la via estomacal ó hipodérmica, habia una disminución considerable de la eliminación de la alantoina, producto de oxidación del A. U. en la orina del perro, pudiendo ser debida á una perturbación en la oxidación del A.U., tenian que contar con un aumento correspondiente de la eliminación de A.U. Es lo que el cuadro siguiente permite averiguar.

	Dia normal —	Dia de experiencia —	Diferencia —
Ácido úrico.....	0,0119	0,0903	+ 0,0850
Alantoina.......	0,3031	0,2188	— 0,0843

Como 0,0850 de A.U. corresponde á 0,0843 de Alantoina, la Alantoina que falta está casi completamente eliminada bajo la forma de A. U.

Veremos más adelante que Starkenstein atribuye el aumento de la eliminación del A. U. á la acción del Atophan sobre el metabolismo de las purinas.

Continuando sus estudios en el hombre sano, Nicolaier y Dohrn administraron al sujeto en pruebas 1 á 5 gr. de Atophan por 24 horas y esto durante algunos dias seguidos, sin observar accidente alguno ; la orina sola, aunque no contuviera ni albumina ni azúcar, presentaba una desviación de la normal, puesto que, aun despues de dosis de 0 gr. 25 la orina, antes clara cuando tenía una reacción ácida, era emitida en un estado más ó menos turbio. Esta turbación no duraba sino algunas horas y desaparecía por la adición de alcalinos y por el calor.

El exámen microscópico de la orina turbia hizo reconocer uratos : eran uratos globulosos con radiaciones; Felix Deutsch, de Munich, en sus análisis, además del A. U. libre con sus formas típicas (amoladoras, forma glandular) y de coloración amarilla, encontró en algunos casos cristalitos menos coloreados y hasta completamente incoloros, con angulos embotados y dibujos radiarios. Habia todas las transiciones de las formas intermediarias hasta el A. U. tipo. Cuando se administraba fuertes dósis algunos dias seguidos, la orina recientemente emitida no estaba turbia sino el primer dia.

Investigaciones cuantitativas sobre la orina emitida en 24 horas han demostrado que el Atophan tiene como consecuencia en el hombre un aumento del A. U. eliminado. Este aumento siempre fué muy marcado aunque variable, alcanzando, segun la dósis del medicamento, de 78,3 0/0 á 332,1 0/0.

Damos abajo los resultados de 2 series prolongadas de ensayos :

CUADRO 1 (Sujeto A)

DÍAS DE PRUEBA	ATOPHAN	CANTIDAD DE ORINA	PESO ESPECÍFICO	REACCIÓN	AZOTE TOTAL	ÁCIDO úrico	Aumento ó disminución del ácido úrico comparado á la normal media 0/0.
1	Nada	690	1.023	Ácido	9,20	0,4036	
2		710	1.025	»	9,92	0,5254	
3		935	1.025	»	12,16	0,5460	
4		1.225	1.020	»	10,04	0,4165	
5		820	1.027	»	14,12	0,5416	
6		930	1.022	»	13,22	0,6678	
7		1.300	1.020	»	15,26	0,7676	
8		1.100	2.023	»	11,33	0,5324	
						Media 0,5501	
9	3 gr. (8 h., 10 h. m.; 12 h., 4 h., 6 h. tarde á 8 h. noche, dosis: 0,50 gr.).	1.265	1.018	»	10,30	1,1704	+ 112,8
		1.485	1.017	»	11,04	0,5012	— 8,9
10	Nada	880	1.027	»	9,06	0,3009	— 45,3
11		995	1.027	»	12,85	0,4477	— 18,6
12							
15	3 gr. (8 h., 11 h. m. 1 h., 3 h., tarde cada, vez 0,50, 8 h. noche, 1 gr.).	865	1.018	»	10,03	1,2552	+ 128,1
16	3 gr. (8 h. m., 3 h. tarde, cada vez 0,50, 2 h. tarde, 7 h. noche, cada vez 1 gr.).	1.225	1.018	»	14,54	0,6887	+ 25,1
17	3 gr. (11 h. m., 8 h. noche, cada vez 1 gr., 1 h., 4 h. tarde, cada vez 0,50).	810	1.027	»	11,35	0,6456	17,4
18	Nada	1.184	1.027	»	13,92	0,2646	— 51,9
19		1.010	1.024	»	13,85	0,3353	— 39,04
20		1.220	1.025	»	15,81	0,4200	— 23,4
23	4 veces 1 gr.	950	1.020	»	13,51	1,4568	+ 164,8
24	4 veces 1 gr.	1.250	1.019	»	13,79	0,9560	+ 73,8
25	4 veces 1 gr.	880	1.028	»	12,26	0,8544	+ 55,3
26	Nada	1.170	1.027	»	15,25	0,4777	— 13,
27		1.200	1.026	»	15,01	0,4590	— 16,5
28		910	1.028	»	14,78	0,5332	
29		1.040	1.026	»	15,86	0,5137	

CUADRO 2 (Sujeto B)

Dias de prueba	ATOPHAN	CANTIDAD DE ORINA	PESO ESPECÍFICO	REACCIÓN	AZOTE TOTAL	ÁCIDO ÚRICO	Aumento ó disminución do ácido úrico comparado á la media normal 0/0		CANTIDAD DE ORINA	PESO ESPECÍFICO	ÁCIDO ÚRICO
1	Nada	1.960	1.010	Ácido	9,76	0,3890					
2		560	1.027	»	8,42	0,3904					
3		1.230	1.017	»	9,53	0,4800					
4		995	1.021	»	7,90	0,4344					
5		1.010	1.020	»	7,95	0,4104					
6		900	1.021	»	8,40	0,2964					
7		1.445	1.016	»	8,03	0,2688					
						Media 0,3813					
8	6 veces 0,50 g.	1.150	1.018	»	10,42	1,1616	+ 204,6				
9	6 » 0,50 g.	1.140	1.018	»	8,28	0,6312	+ 65,5				
10	6 » 0,50 g.	940	1.025	»	11,86	0,6732	+ 76,5				
11	Nada	1.510	1.017	»		0,1392	— 63,5				
12		1.050	1.017		7,24	0,3120	— 18,1				
13		1.400	1.016	Ácido	7,95	0,3952	+ 3,6				
14	4 veces 1 gr.	1.350	1.015	»	8,98	0,8160	+ 114				
15	5 » 1 gr.	735	1.028	»	8,63	0,7453	+ 95,4				
16	Nada	1.525	1.027	»	8,26	0,3965	+ 3,9				
17		1.320	1.016	»	6,00	0,1632	— 57,2				
18		1.435	1.017	»	8,98	0,3008	— 21,1				
26		1.020	1.019	»	8,15	0,3288	— 13,7				
27	8 h. m. 0,50	1.740	1.011	»	7,22	0,7440	+ 95,1				
28	8 » » 0,50	1.085	1.020	»		0,4785					
29	8 » » 0,50	940	1.022	»	8,42	0,4472		8 h. m. a 4 h. tarde.	340	1.022	0,2828
30	8 » » 0,50	1.560	1.017	»	7,81	0,4853	+ 20,7 Media	4 h. tarde. a 8 h. mañana.	1.230	1.013	0,2025
31	8 » » 0,50	1.505	1.018	»	6,07	0,4403		8-4	425	1.022	0,2524
								4-7	1.080	1.014	0,1879
32	Nada	1.170	1.018	»	8,51	0,2434	— 36,1				
33		970	1.020	»	8,41	0,3189	— 16,3	8-4	760	1.024	0,1066
								4-8	710	1.016	0,2123

Estos dos cuadros muestran el modo con que la administración de Atophan continuada durante varios dias resiste en dos sujetos diferentes sometidos á un régimen variado.

En ambos sujetos, han encontrado, despues de dosis diarias de 3 gramos, el primer dia, un aumento muy marcado de la cantidad de A. U. (de 128,1 á 204,6 0/0 arriba del medio normal), el segundo dia, con administración de las mismas dosis, la eliminación del A. U. habia disminuido en ambos sujetos (45,1 á 45,6 0/0), el tercero dia, despues de una dosis diaria de 3 gramos, la cantidad eliminada quedó la misma que la víspera; no obstante, en ambos sujetos, el 2° y el 3° dia, el A. U. habia aumentado en comparación al medio normal. No fué sino despues de la supresión del Atophan que el A. U. baja en seguida y de un modo muy marcado en comparación al dia anterior (59 á 79,3 0/0) despues vuelve poco á poco á la cifra media.

Aun tambien con un régimen exento de purinas (lo que prueban los cuadros 3 y 4), la administración del Atophan influye sobre la eliminación del ácido úrico del mismo modo que cuando el régimen contiene purinas.

CUADRO 3

DIAS DE PRUEBA	REMEDIO ADMINISTRADO	CANTIDAD DE ORINA	PESO ESPECÍFICO	REACCIÓN	AZOTE TOTAL	ÁCIDO ÚRICO	AUMENTO Ó disminución del ácido úrico comparado á la med. normal °/o	CORPÚSCULOS SANGUÍNEOS em 1 ccm. de sangre: Rojos	Blancos	Relación de los glóbulos blancos de la sangre a los glob. rojos
1		1.000	1.015	Acido	11,30	0,4300		11 h. m.	6.889	
								6 h. tarde.	5.600	
2		1.050	1.026	»	13,83	0.5008		11 h. m. 5.268.860	6.560	1 : 803
								6 h. t. 5.812.000	7.496	1 : 775
						0.4654 media				
3	3 v. 1 g. Atophan	1.000	1.028	»	16,28	1,0000	+ 114,9	11 h. m. 5.412.000	4.468	1 : 1211
								6 h. t. 5.493.600	5.936	1 : 927
4	3 v. 1 g. Atophan	1.010	1.026	»	12,73	0,5304	+ 13,9	11 h. m. 5.774.000	4.375	1 : 1319
								6 h. t. 5.049.600	7.624	1 : 662
5		1.214	1.026	»	11,69	0,3100	— 33,4	11 h. m. 5.749.600	5.781	1 : 994
6		1.000	1.025	»	13,61	0,3210	— 31,0	11 h. m. 5.482.400	7.184	1 : 763
								6 h. t. 5.956.000	4.687	1 : 1270
7		1.175	1.026	»		0,4848				
8	3 v. 1 g. Salicyl. de sosa	1.045	1.027	»	17,12	0,5225	+ 12,3	11 h. m. 5.600.000	5.625	1 : 995
								6 h. t. 4.904.000	10.312	1 : 475
9	3 v. 1 g. Salicyl. de sosa	1.175	1.026	»	15,81	0,4488		11 h. m. 5.018.400	8.125	1 : 618
								6 h. t. 4.305.600	8.125	1 : 530
10		1.325	1.023	»	14,58	0,4637				

CUADRO 4

DIAS DE PRUEBA	REMEDIO ADMINISTRADO	CANTIDAD DE ORINA	PESO ESPECÍFICO	REACCIÓN	AZOTE TOTAL	ÁCIDO ÚRICO	AUMENTO ó DISMINUCIÓN del ácido úrico comparado á la media normal o/o	CANTIDAD DE LAS BASES	RELACIÓN de la cantidad de las bases á la cantidad del ácido úrico	ÁCIDO FOSFÓRICO
1		740	1.030	Ácido	13,25	0,3942		0,0146	1 : 9	3,68
2		1,460	1.018	»		0,3772		0,0161	1 : 7,8	3,8
						0,3957				
3	3 v. 1 g. Atophan	770	1.030	»	11,5	0,6705	+ 73,8	0,0149	1 : 15	3,76
4	3 v. 1 g. Atophan	1,530	1.018	»	12,13	0,4380	+ 13,6	0,0146	1 : 10	3,52
5		890	1.023	»	11,17	0.2965	— 23,1	0,0149	1 : 66	3,68
6		1,135	1.123	»	12,8	0,3038		0,0177	1 : 68	3,44

En vista de los resultados de estos experimentos, es preciso admitir que el aumento del A. U. en caso de régimes con purinas es debido principalmente á un aumento de la eliminación del A. U. endogeneo, eliminación provocada por la acción del Atophan. La absorción del producto experimentado no ha tenido acción sobre el tenor de la orina en azote y azote de las bases púricas ni tampoco sobre el número de los leucocitos. (Véase cuadros 3 y 4).

La eliminación aumentada de A. U. debe ser considerada como una consecuencia del aumento de formación, como una especie de acción tóxica del Atophan sobre los factores que toman parte en su formación.

Weintraud confirma las observaciones de Nicolaier y Dorhn.

Hizo experimentos en el hombre sano. Observó que dosis de 1/4 á 1/2 gramo de Atophan provocan ya al cabo de una hora la excreción de A. U. Dósis de 2 á 3 gr. la aumentan del doble ó triplo en 24 horas.

Despues de suprimir el remedio, la eliminación cae abajo de la normal. Lo mismo sucede 8 horas despues de la absorción de 0,25 á 0,50 centigr. Con 1 gr. el efecto continúa durante 12 horas ; si se toma durante el dia una dosis fraccionada de 2 á 5 gr., la acción poderosa de esta dosis elevada sobre la excreción de A. U. se hace sentir inmediatamente y el aumento de la eliminación está en relación con la dosis del medicamento ingerido.

Al cabo de algunos dias de administración del remedio, el aumento del A. U. dura todo el tiempo del experimento,pero presenta siempre su máximum en el primer dia, aun cuando se aumente la dosis en los dias siguientes.

No tiene acción sobre la cantidad de orina, ni tampoco sobre la excreción total del azote, de las bases púricas y del ácido fosfórico.

CUADRO I

Hombre sano — Régimen sin purinas.

FECHAS	CANTIDAD de orina	DENSIDAD	Reacción	AZOTE total	ACIDO úrico	Observaciones
13/2	2100	1012	ácido	11,99	0,294	
14/2	2000	1010	»	9,128	0,220	
15/2	3100	1013	»	18,31	**0,992**	3 g. Atophan
16/2	2150	1015	»	14,77	**0,974**	3 g. —
17/2	2500	1012	»	13,02	0,573	
18/2	2600	1013	»	11,57	0,09	

CUADRO II

Hombre sano — Régimen sin purinas.

FECHAS	CANTIDAD de orina	AZOTE total	ÁCIDO úrico	ÁCIDO fosfor.	Azufre total	Observaciones
24/2	1620	10,98	0,243	2,096	0,698	
25/2	1700	14,586	0,294	2,856	1,084	
26/2	1725	12,09	**0,725**	2,494	0,744	3 g. Atophan
27/2	1950	13,32	0,337	2,719	0,808	
28/2	2200	13,55	0,116	2,768	0,857	
1/3	2550	15,50	0,087	2,734	1,101	
2/3	2400	15,792	0,127	2,631	1,181	600 gr. carne.

Estos dos cuadros (I y II) se aplican á sujetos sanos sometidos á un régimen sin purinas : el A.U. excretado proviene, pues, incontestablemente de las purinas endogeneas.

En el cuadro siguiente (III) por el contrario, tenemos un gotoso sometido á la acción del Atophan y vemos en seguida el poder del medicamento sobre el mecanismo de la eliminación del ácido úrico. Se puede observar en el período que precede la administración de Atophan dos accesos de gota caracterizados por el aumento espontáneo del ácido úrico de excreción.

CUADRO III

Gotoso — Régimen sin purinas

DIAS de pruebas	CANTIDAD de orina	AZOTE total	ÁCIDO úrico en gr.	ÁCIDO fosfórico total	OBSERVACIONES
1	1600	8,15	0,21		
2	1650	8,25	0.28		
3	1800	9,07	0,35		
4	1500	9,1	0,32		
5	1550	9,5	0,31		
6	1830	9,2	0,499		Ataque de gota
7	1650	10,93	0,507		
8	1550	10,98	0,505		
9	1250	10,15	0,403		
10	1250	10,50	0,389		
11	1550	12,1	0,407		
12	1450	12,75	0,468		Ataque de gota
13	1525	11,61	0,568	2,13	
14	1100 !	7,67	**0,862**	1,95	3 gr. **Atophan**
15	1950	9,77	**0,877**	1,71	3 gr. »
16	1825	8,996	**0,622**	2,628	3 gr. »
17	1875	8,66	0,527	2,36	
18	1850	8,29	0,350	2,405	
19	2150	9,63	0,027	2,23	
20	1850	15,18	0,034	2.55	
21	2050	10,88	**0,846**	2,87	3 gr. **Atophan**
22	2150	9,696	**0,709**	2,79	3 gr. »
23	2000	8,4	**0,750**	2,72	3 gr. »
24	1775	8,649	**0,553**	2,37	3 gr. »
25	2100	9,82	**0,637**	2,73	3 gr. »
26	2150	8,729	**0,645**	2,83	3 gr. »
27	2400	9,946	**0,63**	3,12	3 gr. »
28	2150	10,23	**0,629**	2,88	3 gr. »
29	2050	10,79	**0,711**	3,075	3 gr. »
30	2250	11,34	**0,658**	3,375	3 gr. »
31	2275	11,02	**0,623**	3,276	3 gr. »
32	2350	12,06	**0,615**	3,102	3 gr. »
33	2100	15,28	0,275	1,898	
34	2175	11,38	0,163	2,871	
35	2150	10,47	0,282	2,451	
36	1900	10,78	0,256	2,698	

Despues del 2° acceso, se administra el Atophan en la dosis de 3 gr. por dia. La eliminación de ácido úrico por la orina aumenta en seguida : el valor diario normal de 0,35 á 0,40 se eleva el mismo dia á más del doble y los 9 gramos de Atophan administrados durante los 3 dias expelen del organismo cerca de 1 gr. 5 de A. U. Pero, como algunos dias más tarde, la excreción de A. U. sufre una disminución inquietante de 0,27 á 0,034 del 19° al 20° dia de experimento representando solamente el 1° de la normal, se empeza nuevamente la medicación por el Atophan durante un tiempo prolongado. Durante 12 dias se administra el remedio con régimen sin purinas y algo de albuminoides. Cada dia el Atophan hace aumentar la eliminación de A. U. y se llega á alcanzar 80 á 100 0/0 arriba de la normal. Han conseguido este resultado sin observar una disminución digna de ser registrada en el efecto del medicamento durante el experimento. La eliminación disminuye luego despues de suprimirlo y se obtiene todavia cifras inferiores á la normal.

La administración prolongada del Atophan permite además observar lo siguiente : es tal la cantidad de ácido úrico de la orina que las condiciones de solubilidad de los uratos no son suficientes para la temperatura del cuerpo. Si se dejan depositar y enfriar las orinas, se ponen mucho más turbias. Si, por una administración abundante de líquido, se aumenta la cantidad de orina, esta se emite sin turbación, pero, una vez fria, vemos precipitarse á menudo enormes cantidades de cristales más ó menos coloreados de A. U.

En consecuencia, la orina presenta, con la medicación por el Atophan, las propiedades características de la orina de la diatesis urática : contiene mucho ácido úrico.

Deutsch, de Munich, hizo una serie de experiencias cuyos resultados confirmaron los de Starkenstein y Weintraud, como lo prueban los dos cuadros siguientes :

CUADRO I

Sujeto en prueba : el autor. Régimen sin purinas

FECHAS	Cantidad de orina	Ácido úrico en gramos	Azote de las bases	Azote total	MEDICACIÓN
26/V	1070	0,4457	0,0128	11,42	
27/V	1110	0,476	0,0135	11,53	
28/V	890	0,427	0,0148	9,92	
29/V	1190	**1,0938**	0,0101	12,47	4 gr. Atophan
30/V	850	0,410	0,0126	11,97	
31/V	910	0.293	0,0125	10.66	
1/VI	1010	0,403	0,0128	10,55	

CUADRO II

Sujeto en prueba, P. J.., 30 años de edad, maquinista.
Régimen sin purinas

FECHAS	Cantidad de orina	Ácido úrico en gramos	MEDICACIÓN
6/8	1100	0,326	
7/8	1220	0,392	
8/8	1100	**0,770**	3 gr. Atophan
9/8	1230	0,438	
10/8	1640	0,281	

Pero, los experimentos más interesantes hechos por Deutsch fueron los relativos al modo de comportarse del ácido úrico exogeneo despues del uso del Atophan en el hombre sano.

Se sabe que no se encuentra bajo la forma de ácido úrico renal sino una parte de las purinas introducidas en la economía; esta fracción es, además, bastante constante en un sujeto dado. Segun Burian y Schur, el azote de las bases nucleínicas de una molleja de ternera absorbida por un hombre sano pasa solamente por un cuarto poco más ó menos (22 à 28 0/0) en las purinas ordinarias. En realidad, las variaciones individuales son mucho más importantes y no se ha podido todavia resolver la cuestión de saber lo que vienen à ser las purinas de la alimentación que no se encuentran en la sangre bajo la forma de ácido úrico.

El autor hizo absorber á los sujetos en experimento 300 gr. de timo y cantidades variables de Atophan que dieron los resultados siguientes :

CUADRO III

FECHAS	Ácido úrico en gramos	Azote de las bases	ACIDEZ	Sustancias ingeridas
15/6	0,375	0,0124	32	
16/6	0,412	»	36	
17/6	**0,589**	0,0125	53	2 gr. Atophan.
18/6	**0,764**	0,0124	56	4 gr. —
19/6	0,583	0,0130	55	
20/6	0,300	»	31	
21/6	0,545	0,0168	36	300 gr. timo.
22/6	0,501	»	»	
23/6	0,509	0,0122	»	
24/6	0,414	»	»	
25/6	**0,968**	»	55	2 gr. Atophan.
26/6	**1,33**	0,0162	»	4 gr. Atophan. 300 gr. timo.
27/6	0,585	0,0148	»	
28/6	0,240	0,0121	34	
29/6	0,300	»	»	
30/6	0,390	»	»	
1/7	0,795	»	»	2 gr. Atophan.

Este cuadro demuestra nuevamente la constancia de la eliminación de las bases púricas no obstante el Atophan y el aumento del ácido urinario el dia de la administración del remedio. Además, en este cuadro, vemos que el aumento de ácido úrico debido á la absorción del timo dura 3 dias.(0,545 — 0,501 — 0,509) Mientras que cuando el sujeto ingiere al mismo tiempo 4 gr. de Atophan y 300 gr. de timo, elimina en el mismo dia 1 gr. 33 y el dia siguiente, 0,585 de A. U.

El Atophan dió, pues, como resultado el provocar inmediatamente despues de la ingestión del timo, un aumento máximum de la eliminación de ácido úrico. (0,0520 gr. por hora).

En vista de lo que precede, podemos concluir que todos los

experimentadores : Nicolaier y Dohrn, Weintraud, Deutsch, llegan á las mismas conclusiones con « modus faciendi » diferentes. La acción del Atophan es indiscutible al punto de vista del grande aumento de la eliminación del ácido úrico en la economía. No tiene acción sobre el corazón ni tampoco sobre el estómago y el intestino : nunca crea accidentes de intoxicación ni hasta de intolerancia, como lo han comprobado á su vez Retzlaff, Klemperer, Gudzent y Guinet.

Acerca del mecanismo de la acción del Atophan sobre la eliminación del ácido úrico.

Nos hemos dedicado á examinar el mecanismo de la acción del Atophan sobre la eliminación del ácido úrico; expondremos primeramente las dos teorias en presencia y, despues de discutirlas, podremos dar nuestros pareceres personales basados sobre las observaciones que mencionamos más adelante.

1º Para unos,el Atophan aumenta la eliminación del ácido úrico en virtud de su acción sobre el riñon;

2º Para otros, el aumento de la excreción de A. U.es debido á la acción del Atophan sobre el metabolismo de las purinas;

3º En fin, no mencionaremos sino por memoria la hipótesis de la formación de ácido úrico de excreción á costa del propio medicamento.

A

ACCIÓN DEL ATOPHAN SOBRE EL RIÑON

Esta teoria ha sido defendida por Weintraud,por sus alumnos Franz y Bausch, y continuada por Fromhertz.

Segun el parecer de estos autores, el Atophan solicita por

asi decirlo el riñon que tiende á detener el ácido úrico para eliminarlo despues totalmente : en otros términos, ejerce una acción electiva sobre el riñon. El A. U. último término de la descomposición fermentativa de la nucleina, pudiendo ser de este modo más facilmente eliminado, el proceso puede desarrollarse más largamente y una cantidad dada de purinas endogeneas dará mayor cantidad de ácido úrico.

Para llegar á estas conclusiones, los autores hicieron una serie de experimentos.

Admiten primeramente que una célula de los tubos contorneados no elimina por el mismo mecanismo los diversos productos de la orina, pero que, á cada sustancia á eliminar corresponde una función parcial de esta célula. Podemos admitir que la eliminación del A. U. se efectúa de un modo independiente de las otras sustancias. Los exámenes microscópicos y micro-químicos nos enseñan que la eliminación del A. U. constituye un verdadero proceso de secreción.

Las observaciones de Estein y Nicolaier demuestran que, despues de una inyección intravenosa de A. U., muchas células de los tubos contorneados se encuentran en el conejo, enteramente saturadas de uratos ; se podrá, pues, conceder á las células de los tubos contorneados la facultad vital de acumular el A. U. en una sangre que no contiene vestigios de ello para expelerlo en seguida en la luz de los canalillos.

Despues de admitir esto, Franck y Bausch pregúntanse cual es el modo de acción del Atophan. Cual es el proceso exagerado en primer lugar ? Será la formación de A. U. ó su eliminación ?

Se puede aclarar la cuestión por medio de inyecciones experimentales de A. U., se puede hasta hacerlo de modo elegante en el hombre, puesto que Umber ha demostrado que se puede sin peligro inyectar por via intravenosa ácido úrico disolvido en piperacina. Si se puede probar que, bajo la influencia del Atophan, el A. U. inyectado deja el organismo más rápidamente que antes y en cantidad más elevada, no será necesario admitir una acción primitiva sobre la formación de A. U.

Los sujetos escogidos fueron un individuo normal y tres gotosos. En estos últimos, como lo ha probado Umber, el A.U. inyectado estando detenido á un grado más elevado, esto demuestraria, pues, una acción positiva del Atophan.

Los autores procuraron determinar en estos sujetos, con un régimen sin purinas, de cuanto la eliminación de A. U. era aumentada por el Atophan solo y despues por inyección de ácido úrico solo : en seguida, estudiaron el efecto de una administración de ambas sustancias al mismo tiempo.

Como líquido de inyección intravenosa, emplearon la solución indicada por Umber :

Ácido úrico......................	0 gr. 50
Piperacina......................	1 gr.
Agua esterilizada................	30 gr.

Nunca observaron efectos consecutivos perjudiciales, pero la mayor parte de los sujetos sentían un calor pasajero en la cabeza y en la región lombar. Una vez, fué preciso suspender el experimento, porque el sujeto casi perdia los sentidos. El Atophan fué administrado á la dosis de 0,50 de cuatro en cuatro horas y hasta durante la noche. Se dió al mismo tiempo 10 à 15 gr. de bicarbonato de sosa para impedir la precipitación demasiado rápida de los uratos urinarios, vaciándose con el mismo objeto la orina en un bacin conteniendo un poco de bicarbonato de sosa.

Obtuvieron entonces los resultados siguientes :

Bajo la influencia del Atophan, el A. U, inyectado fué en 3 casos eliminado completamente, en el 4°, en la proporción de 80 0/0, mientras que no aparece en la orina cuando se administra el Atophan solo.

Las 2 series en que se hizo une inyección de A.U. durante un largo período de absorción del Atophan son muy interesantes; la cantidad en exceso de A. U. eliminado se desprende muy claramente del valor medio alcanzado por el Atophan despues de la eliminación de A. U. que el remedio provoca el primer dia. Además, cosa muy interesante, en ambos casos, el dia que seguió la inyección, la tasa del A.U. urinario, bruscamente introducido en la circulación, hizo con que el organismo sintiera nuevamente la acción del Atophan. En el 3° caso, el aumento producido por el Atophan con relación á la tasa media con régimen sin purinas se eleva á 0 gr, 25 poco más ó menos; ahora bien, si el dia en que se administra simultaneamente el A.U. y el Atophan, hubo una eliminación de cerca de 0 gr. 8 más comparativamente á los dos dias anteriores, se puede admitir indudablemente que el A. U. fué completamente eliminado.

Bausch, habiéndose hecho á el mismo una inyección intravenosa de 0 gr. 45 de ácido úrico, eliminó en 24 horas 53 0/0 de la cantidad total inyectada despues de la absorción del Atophan.

Asimismo, los sujetos sanos mencionados por Umber llevaron 3 dias para eliminar todo el A. U. inyectado. Por consiguiente, el hombre sano no puede hacer lo que el gotoso efectúa.

Estos autores admiten que el Atophan no aumenta directamente la formación de A. U. en la economía, acelerando por ejemplo la destrucción de las nucleinas; dá más bien al organismo la facultad de eliminar en poco tiempo cantidades de A. U. extraordinariamente elevadas. No se podria facilmente concluir si la formación de A. U. está estimulada secundariamente ó si el organismo vá sacar de una reserva de ácido úrico. Solo se puede considerar como directamente demostrado el hecho siguiente :

Merced á la acción del Atophan, el organismo adquiere la propiedad de eliminar fuertes dosis de ácido úrico y esta hipersecreción debida al medicamento tiene acción sobre el riñon.

Se podria asi admitir la hipótesis que el Atophan trasforma en el riñon el ácido úrico en una combinación más soluble en la orina, esta es la tésis defendida por Minkowski, ó tambien suponer que el A. U. presenta para ciertos tejidos del organismo (lo que Umber admite en la gota) una afinidad especial : esta combinación seria desagregada por el Atophan. Pero, no existe ninguna base para admitir esta hipótesis y no parece muy posible explicar de otro modo que por la actividad de la célula renal el aumento del A. U. en el interior de la célula. Nicolaier y Dohrn han demostrado que 1/4 de hora despues de la administración del remedio, esta acumulación de A. U. es enorme ; la hipótesis más verosimil, segun Franck y Baush es que el punto de ataque del Atophan está constituido por el proceso secretorio que permite al riñon librarse de su A. U.

Fisiologicamente, el riñon funciona en vista de la lucha contra una cantidad relativamente mínima de A. U.; la mejor prueba de este hecho es que, despues de una comida rica en nucleinas, la sangre del hombre sano contiene cantidades considerables de A. U.

Es aqui que interviene el Atophan aumentando la actividad funcional del riñon.

Es evidente, pues, que la propiedad de eliminar el A. U. constituye una función parcial de la célula epitelial renal.

En el gotoso, no obstante un régimen sin purinas, la sangre arterial y venosa contiene constantemente A. U. mientras que no existe en el hombre sano. Puede ser que no se trate sino de una elevación de la capacidad límite, como lo admiten Minkowski, Brugsh y Schittenhelm. El riñon de los gotosos eliminaría solamente el A. U. de la sangre á partir de un punto de concentración más elevado: he aqui otra prueba de la dificultad que experimenta el gotoso en eliminar su A. U.; está demostrado que el A. U. que proviene en el gotoso de las nucleinas se elimina lentamente, mientras que, en el hombre sano, aparece súbitamente en la orina, muchas veces en el mismo dia del experimento. Reconocían que este ensayo demostraba precisamente la dificultad que tiene el gotoso en eliminar el A. U. fuera de su organismo, pero Brugsh y Schittenhelm, apoyándose en su hipótesis de una turbación del metabolismo de los fermentos en la gota, insistieron sobre el hecho que no se trataba de una eliminación lenta, pero más bien de una formación tardía (con motivo de la insuficiencia de los fermentos encargados de transformar las purinas). Gracias al Atophan, se puede descubrir cual es la aserción exacta. Si esta sustancia, que tiene una acción directa sobre la eliminación del ácido úrico, permite transformar en una eliminación rápida la excreción tardía de los gotosos, es sin duda más bien á la hipótesis de una eliminación difícil que á la de una formación tardía que tendremos que dar la preferencia.

Ahora bien, el Atophan posée verdaderamente esta propiedad: transformación de una curva de eliminación de radio flaco en una ascensión brusca.

Segun el parecer de Franck y Bausch, la hipótesis de una disminución de la eliminación del ácido úrico está bastante fundada. No parece que se deba, segun Brugsh y Schittenhelm, considerarla como una turbación secundaria: debe constituir el centro de la patologia gotosa, tanto más que la existencia de los fermentos uricolíticos, á que estos autores dan mucha importancia (insuficiencia de estos fermentos en el gotoso) parece ser muy problemática en el hombre.

Han concluido primeramente que sus ensayos con el Atophan demuestran que se puede encontrar la totalidad del A. U. introducido experimentalmente en la circulación del hombre; es, pues, poco probable que nos encontremos en presencia de un proceso fermentativo. Despues, que esta eliminación es una función parcial de las células epitaliales de los tubos contorneados y que el Atophan es un ayudante poderoso para restablecer la función aniquilada ó debilitada.

B

ACCIÓN DEL ATOPHAN SOBRE EL METABOLISMO DE LAS PURINAS

Esta teoría ha sido defendida por Starkenstein.

Despues de hacer en el perro los ensayos mencionados antes y haber observado que, en este animal, el aumento de eliminación del ácido úrico bajo la influencia del Atophan era debido á una turbación de la oxidación de este ácido, se basa sobre la opinión de Wiekowski para reconocer que, en el hombre, el aumento del ácido úrico no es debido á un proceso úrico. El autor ha demostrado, por medio de ensayos sobre el mismo, con una alimentación uniforme exenta de purinas, que, despues de la ingestión del Atophan, el aumento de eliminación del ácido úrico está seguido de una disminución abajo de la normal, sin modificar la tasa del azote de la uréa. Ha reconocido que no habia formación sintética de A. H. procedente, por ejemplo, del ácido láctico cuando ingerió lactato de sosa mientras seguía un régimen exento de purinas. No es posible, pues, explicar el aumento del ácido úrico en el hombre por una turbación en la oxidación despues de la absorción del Atophan.

Las nucleo-proteinas representan el primer papel en la formación del ácido úrico en el hombre. Despues de discutir la posibilidad de la acción del Atophan sobre el metabolismo de las purinas, Starkenstein concluye que, bajo la influencia de estas sustancias, las nucleo-proteinas destinadas á la destrucción se descomponen más rápidamente, produciendo de este modo una cantidad más elevada de ácido úrico endogeneo. Esta tasa más elevada está aniquilada el dia siguiente por una disminución de la eliminación del acido úrico que va abajo de la normal. El efecto terapéutico del Atophan se explicaría, pues, segun el autor, por el hecho que este producto favorece la destrucción de las nucleo-proteinas destinadas á eliminarse; de este modo, la acumulación del ácido úrico en las articulaciones, los cartilagos, etc., es para decirlo asi imposible.

Las dos teorías que acabamos de exponer brevemente fueron el objeto de una discusión en la Sociedad de Medicina interna y de Pediatria de Berlin el 15 de Enero de 1912.

Retzlaff, quien no reconoce la acción sobre el riñon, se funda sobre los ensayos siguientes :

Estudia la acción del Atophan sobre la sangre, tanto en el hombre sano como en el gotoso.

Si el Atophan tuviera una acción electiva sobre el riñon, seria necesario que el ácido úrico de la sangre en el gotoso disminuya ó desaparezca como el azúcar de la sangre en el diabetes provocado. Las observaciones de Brugsh y Schittenhelm habiendo enseñado que la sangre venosa del hombre sano no contiene purinas, en caso que exista en el hombre sano una acción electiva del medicamento sobre el riñon, no se debería encontrar vestigio de ácido úrico en la sangre venosa en caso de alimentación sin purinas, despues de administrarse el Atophan. El autor ha dado 2 gr. de Atophan á sujetos que seguían un régimen sin purinas, y habiendo examinado la sangre dos horas más tarde, observó que contenía ácido úrico. Nos encontramos, pues, en presencia de una producción aumentada de ácido úrico y no de una acción electiva sobre el riñon.

En un gotoso que habia tomado 40 gr. de Atophan en 12 dias y habiendo eliminado entonces A. U. en aumento de algunos gramos, Retzlaff no pudo, algunos dias despues de cesar el remedio, descubrir una disminución muy apreciable de A. U. en la sangre. Su conclusión es que el Atophan no ha solicitado el riñon para eliminar el A. U. contenido en la sangre.

Ahora bien, segun Retzlaff, cuando se examina al mecanismo de la eliminación de A. U. despues de administrarse el Atophan, mecanismo que consiste en aumento de la eliminación urática seguida, despues de la supresión del remedio, de una disminución de eliminación, se observa que este proceso es absolutamente idéntico al del metabolismo de las purinas exogeneas. Con efecto, tanto en el hombre sano como en el gotoso, la ingestión de ácido úrico ó de purinas provoca una eliminación de ácido úrico luego seguida de una baja de la curva de la eliminación. He aqui la expresión tangible de una mejoría del metabolismo de las purinas, por eso es qne se puede comparar muy naturalmente la acción del Atophan á un metabolismo exagerado de las nucleinas, metabolismo cuya consecuencia inevitable es un aumento de la excreción de ácido úrico. Este proceso tiene lugar tanto en el hombre sano como en el gotoso, con esta diferencia, portanto, que en el hombre sano, no existe depósito urático mientras que, en el gotoso, la acción del Atophan no se manifiesta únicamente sobre el metabolismo de las purinas, pero tambien sobre el ácido úrico acumulado en los tofos, lo que se renonoce facilmente por la disminución sensible de su volúmen despues de la absorción del remedio.

Podemos, pues, interpretar la acción del Atophan menos como una acción tóxica que como una acción específica fermentativa ; en el metabolismo de las nucleinas, no son únicamente procesos de descomposición, pero tambien procesos sintéticos que hacen un papel ; por otra parte, es imposible representarse la importancia del proceso sintético, por eso es que no debemos arriesgarnos á hablar de una influencia tóxica del Atophan. Será mejor emplear el término menos preciso de « Mobilización urática » dejando sin resolver la cuestión de saber si esta mobilización proviene de depósitos sólidos como en el gotoso ó de una desagregación química eventualmente con una suspensión de la uricolisis. Los ensayos de Starkenstein hablan en favor de esta hipótesis.

Klemperer y Dorhn han examinado la sangre de sujetos que acababan de tomar el Atophan. Han encontrado 6 miligramos de ácido urico en 100 cc. de una sangre que no tenia antes del tratamiento.

Abandonan igualmente la teoría de Weintraud y reconocen que el A. U. pasa en la sangre en cantidad más elevada en virtud de una aceleración en la descomposición de las nucleo-proteinas.

Zuelzer por su vez combate tambien las teorías de Weintraud ; segun el, si no se podia explicar la eliminación rápida despues de una inyección intravenosa de 0 gr. 50 de A.U. que por supresión de una insuficiencia primaria electiva del riñon, se debería encontrar la sangre privada ó casi de A. U. bajo la influencia del Atophan. Este ensayo no se hizo todavia ; no obstante, en un gotoso, el autor descubrió que la masa total de la sangre contiene 1 gr. 8 de ácido úrico (14,3 mmgr. por 100 cc.) y despues del tratamiento por el Atophan, cerca de 1,1 gr. de ácido úrico (8,6 mmgr. por 100 cmc.) En un 2° caso, habia antes del tratamiento (12 mmgr. por 100 cmc. de sangre) y despues del tratamiento, (5,5 mgr. por 100 cmc.) En el tercero caso, en que la sangre total contenía cerca de 0 gr. 4 de ácido úrico, (3,1 mgr. por cmc.) la tasa del ácido úrico cáe á 0, lo mismo sucedió para un 4° caso en que la determinación previa no tuviera lugar. Resulta de lo que precede que, no obstante el aumento innegable de la eliminación del ácido úrico y la desaparición de las manifestaciones clínicas de la gota, una fuerte uricemía puede continuar existiendo durante la acción del Atophan. Esta uricemía continuando á pesar del remedio puede explicarse actualmente por la teoría de Schittenhelm. (disminución de la accíón de los fermentos).

Que debemos concluir de estas opiniones diversas ?

El hecho indiscutiblemente establecido es que el Atophan aumenta poderosamente en casi todos los sujetos la eliminación del ácido úrico.

Cuando la eliminación no es suficiente en raros sujetos, es porque, segun Klemperer, hay lucha entre las fuerzas de retención y las fuerzas de eliminación y son las primeras que vencen las segundas.

Segun nuestro parecer, es preciso ser ecléctico y admitir que el Atophan tiene acción sobre el metabolismo de las purinas que el facilita y sobre el riñon cuya capacidad de excreción aumenta.

Bajo la acción imperativa del medicamento, el ácido úrico, último término de la descomposición fermentativa de las nucleinas, puede ser eliminado más fácilmente y el proceso de fermentación puede desarrollarse más largamente,puesto que una cantidad dada de purinas endogeneas produce mayor cantidad de ácido úrico. Hay en el gotoso una turbación del metabolismo de las purinas que dá lugar á una cantidad elevada de ácido urico endogeneo. Es, pues, indudable que en el gotoso, el Atophan facilita por una parte la destrucción de las nucleo-proteinas acumuladas y que, por otra parte, obliga el riñon á la eliminación de su última transformación.

CAPITULO III

APLICACIONES TERAPÉUTICAS

A

Acerca del tratamiento de la gota por el Atophan

Dejando ahora de lado toda cuestión teórica y considerando solamente el punto de vista terapéutico, vemos todo el provecho que podemos sacar del Atophan en el tratamiento de la gota.

El modo de uso es muy sencillo :

Se administra por dosis fraccionadas de 0,50 centigramos en obleas, puesto que es insoluble en los vehículos ordinarios; la dosis media es de 4 gramos para un enfermo de peso mediano. Se puede administrar 5 á 6 gramos sin ningun inconveniente en los sujetos de peso elevado. Si se prescribe por ejemplo 4 gr. para tomar en las 24 horas, el experimento ha demostrado que se obtenia el efecto maximum haciendo absorber al enfermo 1 gr. de una sola vez y el resto de la dosis en fracciones de 0,50 cgr. repartidas sobre las 24 horas. Es preciso continuar la administración del remedio 3 á 6 dias, disminuyendo las dosis de 0,50 cgr. por 24 horas. El uso del Atophan en pequeñas dosis en la gota aguda no está indicado : es mejor dar de una sola vez 4 gr. por 24 horas. El uso prolongado del medicamento en pequeñas dosis no es nada peligroso y, como lo ha demostrado Weintraud, puede administrarse durante quince dias en la dosis de 1 gr. por dia sin ningun inconveniente; este autor aconseja mismo á los gotosos hagan de vez en cuando una verdadera cura de Atophan para impedir el ácido úrico de quedar en el organismo, y, por consiguiente, de provocar accesos.

La solubilidad del ácido úrico parece facilitada cuando se prescribe al gotoso tomar, los dias en que se administra Atophan, una cantidad elevada de líquido para aumentar el volúmen de la orina emitida, y sobre todo de líquido alcalino natural ó artificial.

En efecto, la tasa del ácido úrico eliminado por las orinas estando elevada, los dosajes de amoníaco han probado que la acidez de la orina es bastante considerable despues de administrarse el remedio. El uso de aguas minerales alcalinas no siempre basta para disminuir esta acidez, parece preferible recurrirse luego el primer dia á una dosis de 10 á 15 gr. de bicarbonato de sosa en solución en las bebidas, y, más tarde, dar solamente 5 á 10 gr. por dia ; de este modo, se obtiene una orina, sino neutra, por lo menos de una acidez casi normal. La urotropina permite tambien evitar la precipitación del ácido úrico en la orina. Este medicamento, en efecto, da lugar á compuestos formolados de A. U. que son relativamente solubles.

En fin, será necesario añadir al tratamiento de la gota por el Atophan un régimen apropiado : régimen especial sin purinas del gotoso, ó régimen lácteo moderado.

Mencionamos aqui abajo una serie completa de observaciones de gotosos tratados por el Atophan.

OBSERVACIONES

Observación I. — **Gota** (Dr Maurice Guinet). Paris.

P. R..., 46 años de edad, cerrajero.

En sus antecedentes personales, no hay sino crisis de cólicos nefríticos. Hace 4 años, tuvo su primer acceso de gota que se repite regularmente cada 6 meses. Sus accesos duran ordinariamente 15 dias. Tratábase con salicilato de sosa y aspirina con poco resultado. El acceso empezó en la noche del 3 al 4 de Agosto de 1912 y, en el exámen practicado el 6 de Agosto, á las 11 de la mañana, se observa el aspecto clásico de la gota en el pié izquierdo edema enorme con rojez del dedo gordo y de la articulación tibio-tarsiana. Dolor muy violento que no permite al enfermo de soportar que le toquen ni las sábanas.

Se prescribe 6 obleas de 0,50 Atophan ; despues de tomar la primera, alivio, despues de la tercera, desaparece el dolor y disminuye el edema.

La mañana siguiente, 7 de Agosto, aunque se lo han prohibido, el enfermo se levanta y vá á trabajar. Habiéndole visitado por la noche, no se observó ningun dolor y puede hacer algunos movimientos. Solo persiste un ligero edema.

Quince dias despues, nuevo acceso de gota, pero localizado esta vez en la rodilla izquierda. En el exámen, la rodilla está roja, globulosa; el dolor intenso impide la palpación.

Prescribo 6 obleas de 0,50 Atophan para tomar en las 24 horas. Al dia siguiente, desapareció el dolor, pero la rodilla aun está muy hinchada, la palpación permite observar la presencia de líquido en la articulación. Prescribo 2 gr. Atophan, poco cambio el dia siguiente, doy nuevamente 3 gr. el derramamiento se reabsorbe poco á poco y 4 dias despues, el enfermo vuelve á trabajar.

La articulación ha vuelto « ad integrum ». Yo habia prescrito al mismo tiempo tisana de grama, agua de Evian y régimen sin purinas.

Observación II. — **Gota** (Dr Maurice Guinet). Paris.

La Snra J..., portera, 51 años de edad, tiene accesos de gota desde mucho tiempo y al mismo tiempo presenta frecuentemente eritemas en el cuerpo. Gota de las articulaciones tibio-tarsianas de las muñecas y de los dedos. Edema marcado y ligera rojez, estado febril necesitando la cama, dolores intensos ; 6 obleas de 0,50 Atophan, en 24 horas hacen desaparecer los dolores y disminuir el edema. El exámen de las orinas nos muestra la eliminación de 1 gr. 10 de ácido úrico. Las orinas estan turbias y oscuras, las micciones frecuentes. La enferma toma 2 gr. durante dos dias, despues, 1 gr. durante 3 dias. Al cuarto dia, ha podido levantarse y andar un poco. El 8° dia, puede empezar nuevamente sus ocupaciones. Desde aquel momento, sigue un régimen sin purinas y cada vez que siente un ligero dolor, toma 1 gr. de A. P. C. y su dolor desaparece.

Observación III. — **Gota.** (Heller).

N..., carretero, 50 años de edad. Hace 20 años que padece cada año accesos repetidos de gota que duran poco más ó menos seis á ocho semanas. Entra en tratamiento en pleno acceso marcado por una hinchazón muy marcada de ambos piés y de la rodilla izquierda. Numerosos tofos llenos de ácido úrico. Dolores fuertísimos. Temperatura, 39°. Se prescribe 3 gr. de Atophan por dia. Al 2° dia, las hinchazones articulares y la fiebre han desaparecido completamente. Los tofos se reabsorben. El enfermo puede dejar la cama despues de una semana de tratamiento.

Observación IV. — **Gota.** (Heller).

P..., músico, 43 años de edad. Padece una gota hace 3 años. Cada año, acceso que dura cinco ó seis semanas. Actualmente, presenta desde 2 meses una hinchazón del pié derecho. El tratamiento por el cólchico ha sido ineficaz hasta ahora. Y se vé, al cabo de 4 dias, bajo la influencia del Atophan, la hinchazón enorme de la articulación del dedo más gordo del pié desaparecer completamente. El enfermo que no podia andar antes sino con su bastón, se mueve ahora sin dificultad y sin ayuda. Se le administra todavia A. P. C. durante cinco dias. Al cabo de quince dias nos manifiesta que goza de buena salud.

Observación V. — **Gota.** (Heller).

S..., carpintero, 44 años de edad. Siente desde 3 meses dolores acompañando una hinchazón de la articulación del dedo gordo del pié izquierdo. Desde 6 semanas, está sometido á un tratamiento medical (baños de piés y masaje). Despues de una semana de tratamiento con Atophan, la hinchazón articular ha desaparecido completamente.

Observación VI. — **Gota.** (Weintraud).

Se trata aqui del sujeto que hace el objeto del cuadro 3, del trabajo de Weintraud, mencionado en el capítulo anterior. Este enfermo presentaba accesos agudos durante una gota antigua.

Tenia grandes depósitos uráticos en las manos y en los piés, estos últimos imposibilitando el andar. Bajo la acción del medicamento, los depósitos disminuyeron de importancia y los síntomas de inflamación de los cuales eran el centro disminuyeron; ademas, la secreción emitida por los tofos abiertos se volvió más fluida y más abundante.

Un acceso de gota aguda se declaró durante estos accidentes; se prescribió el Atophan durante 14 dias en la dosis de 3 gr. por dia con un régimen sin purinas. El medicamento se toleró perfectamente y el resultado terapéutico fué de los más satisfactorios.

Observación VII. — **Gota** (Zuelzer).

Br..., 46 años de edad. Gota típica. En 10 c.c. de sangre se descubre 14,3 m.mgr. de ácido úrico. A partir del 26/6, 3 veces por dia, 1 gr. de Atophan; la orina presenta los dias siguientes un resíduo muy abundante de ácido úrico.

El 12/7, las hinchazones dolorosas han desaparecido, persistiendo los tofos no dolorosos en el revés de la mano y en los dedos. La orina presenta, del 12 al 18/7, á veces un ligero sedimento de ácido úrico, otras veces una turbación debida al mismo ácido.

El 18/7, sangría de ensayo ; 100 cmc. de sangre contienen 8,6 mmgr. de ácido úrico.

Observación VIII. — **Gota** (Zuelzer).

Klo, 45 años de edad. Hace 10 años que padece una gota típica. Tratado fuera del hospital desde 7 semanas sin resultado apreciable. Hinchazón gotosa de ambas rodillas y de la articulación del pié izquierdo.

El 23/6, 100 cmc de sangre contienen 3,14 mmgr. de A. U. Se administra 3 gr. Atophan. En la orina, precipitado abundante de ácido úrico en los 5 primeros dias.

El 26/6, disminución notable de las inflamaciones.

El 3/8, todas las hinchazones han desaparecido completamente ; en ninguna parte se encuentran dolores articulares, la orina sola está un poco turbia con motivo del ácido úrico eliminado.

El 6/8, (sin duda debido á la fatiga ocasionada por el tratamiento durante el cual el enfermo tenia que hacer ejercicios para mobilizar sus articulaciones) padece nuevo acceso en la articulación del pié derecho ; el dia siguiente, no siente más nada despues de ingerir 3 gr. de Atophan. La orina contiene nuevamente un abundante sedimento de ácido úrico que desaparece al cabo de algunos dias.

El 16/8, no tiene más sedimentos úricos, el exámen de la sangre practicado sobre 100 cmc anuncia una cantidad de ácido úrico que volvió á la normal.

Observación IX. — **Gota** (Deutsch).

L. J..., 41 años de edad, jornalero, bebe 6 litros de cerveza por dia, padece desde 12 años reumatismos articulares. Al principio, cada 3 años poco más ó menos, despues, los accesos son más frecuentes, se caracterizan por hinchazones dolorosas que residen en la región maleolaria interna izquierda. El acceso duró siempre 3 á 4 semanas.

El 15/7, nuevo acceso.

El maléolo externo derecho tanto como el de la pierna izquierda presenta una rojez difusa y una hinchazón dolorosa, asi como tambien en la base del 5º metacarpiano. Sobre un punto claramente limitado, hay un fuerte dolor á la presión. Temperatura subfebril.

El 17/7, 3 gr. de Atophan.

El 18/7, 3 gr. de Atophan, la rojez ha desaparecido, la hinchazón disminuye y no tiene más fiebre.

El 19/7, 3 gr. Atophan.

El 20/7, 3 gr. Atophan.

El 21/7, no se nota más hinchazón ; los dolores disminuyen, quedando solamente un poco de tirantez en la articulación del pié cuando el enfermo anda. Administran más 3 gr. de Atophan el 29/7. Exeat, los dolores han desaparecido.

Observación X. — Gota crónica. (Dr Maurice Guinet). Paris.

Enferma de 52 años de edad, se queja desde 4 meses de dolores en los piés, las rodillas, en las caderas. Tofos visibles en ambas manos. Dificultad en el andar, no puede levantarse de la mesa ni subir las escaleras. Urticaria en ambas piernas.

Ningun tratamiento dió resultado (cólchico, salicilato, aspirina, ioduros). La enferma ha tomado cada dia 3 gr., 2 gr., 1 gr. 50, 1 gr. y 0,50 centigr. de Atophan. Visitada ocho diàs despues, la enferma anda bien, los dolores han desaparecido completamente, los movimientos de las articulaciones estan normales, la urticaria ha disminuido ligeramente.

Durante todo el tratamiento, las bebidas diuréticas fueron recomendadas y la enferma emite orinas abundantes y turbias.

Se le aconseja continue á tomar 1 gr. de Atophan por dia durante una semana para obrar contra los tofos de las manos.

Observación XI. — Gota (Dr Decloux, médico de los hospitales). Paris.

M. H..., 49 años de edad, negociante.

Antecedentes : nunca tuvo accesos de gota.

El 31 de Agosto, despierta con tumefacción de la muñeca izquierda, edema marcado, rojez, dolor violento, el enfermo está obligado á tener sus dedos medio cerrados, las uñas entrando en la piel de la palma de la mano. No puede hacer un movimiento ni tampoco desapretar los dedos. Ninguna otra localización.

El Dr Decloux prescribe 6 obleas de Atophan (3 gramos). Luego despues de las primeras obleas, se atenúa el dolor; la mañana siguiente, el enfermo puede desapretar ligeramente los dedos. Un hecho importante á notar, es el aumento considerable de la diuresis. El enfermo dice haberse levantado 9 veces durante la noche.

El 1º de Setiembre por la noche, los movimientos de los dedos se hacen más fácilmente, el dolor ha desaparecido completamente, 2 gr. de Atophan.

Los dias siguientes, el enfermo toma 1 gr. de Atophan : los movimientos vuelven á ser normales y al cabo de 7 dias, la hinchazón ha desaparecido completamente.

Podemos deducir de estas observaciones que el Atophan ha producido una mejoría rápida, seguida de curación en todos los casos de gota aguda. Según el parecer de todos los enfermos tratados anteriormente con el cólchico, el efecto es mucho más rápido que con este último medicamento y sobre todo, ninguno de éllos ha acusado con el Atophan los efectos accesorios tan desagradables y hasta tan penosos que produce el uso del cólchico : diarreas, vómitos, vértigos, asma cardíaca, sintomas de una verdadera intoxicación.

En las observaciones de Heller, vemos que el Atophan dió resultado ahi donde el cólchico, el masage y la hidroterapía habían fracasado.

Se administra á los enfermos de 3 á 6 gr. por dia. Los dolores cesan muchas veces luego en las primeras horas despues de la ingestión y los enfermos sienten siempre en las primeras 24 horas un alivio muy marcado.

El exámen objetivo demuestra que los indicios de la inflamación aguda, la rojez y la hinchazón disminuyen de un modo notablemente rápido. El dolor á la presión es muchas veces al cabo de 24 horas absolutamente insignificante y la mobiiidad de la articulación enferma mucho más fácil.

Los derramamientos articulares, tales como los que se

observan tan frecuentemente en la articulación de la rodilla, cuando es el centro de un acceso agudo de gota, presentan prontamente indicios de reabsorción.

Las modificaciones del estado general consecutivas al acceso estan, por consiguiente, atenuadas mucho más rápidamente.

La fiebre disminuye mucho más de prisa, las turbaciones dispépticas, las congestiones, las nevralgias y todos los otros sintomas que atormentan los gotosos en el momento del acceso desaparecen más prontamente que de ordinario. La acción analgésica es mucho màs rápida que con el cólchico. Es necesario prescribir el medicamento lo más pronto posible. Luego que el gotoso siente aproximarse el acceso, deberá ingerir 2 á 3 gr. durante 2 à 3 dias.

Retzlaff aconseja hasta prescribir el Atophan á título profiláctico y administra durante 15 dias, cada 2 á 3 dias, 2 á 3 gr. de Atophan. Gracias á esta dosis, alcanza el máximum de eliminación de ácido úrico con un mínimum de medicamento; es, pues, un efecto tan perfecto como sea posible.

Gudzent, en vista del resultado obtenido en un caso, ha aconsejado, cuando se trata de accesos tenaces, dar de una sola vez una fuerte dosis (6 gr. en 2 horas). No hemos tenido la ocasión de experimentar un tratamiento de esta intensidad que parece deber ser facilmente tolerado por el enfermo, puesto que el Atophan nunca dió lugar à accidentes tóxicos cualesquiera.

Al punto de vista de los resultados, el Atophan tiene eficacia en todos los casos agudos : los casos raros en que no tuvo éxito son los en que el Atophan no provoca eliminación del àcido úrico en sujetos que presentan mayor fuerza de retención que de eliminación, sin que se pueda conocer la causa.

En lo que toca la gota crónica, no obstante nuestra observación (Obs. X), los resultados son mucho menos satisfactorios. En algunos casos como la observación de Weintraud (Obs. VI) mencionada antes, la administración prolongada de Atophan ha dado excelentes resultados; los tofos se han reabsorbido y las funciones se han vuelto normales. Pero, nuestra observación X muestra igualmente los buenos resultados que se puede esperar cuando se trata de gota muy antigua con deformidad, sinovitis, dolores en los miembros deformados. No se deberá, en la mayoria de los casos, contar con un resultado inmediato. No es sino por un uso moderado (0,50 cgr.), y muy prolongado (30 y 40 dias) que se podrá esperar una modificación apreciable de los accidentes crónicos.

En resúmen, el médico en presencia de un ataque de gota aguda deberá administrar en seguida 3 à 5 gr. de Atophan para tomar en las 24 horas, con bebidas alcalinas y régimen lácteo moderado. En una proporción de 88 0/0 de los casos, conseguirá una curación mucho más rápida qué con las otras medicaciones empleadas hasta hoy contra la gota, porque se ataca directamente al ácido úrico, elemento que causa el ataque de gota.

En la gota crónica, será preciso probar el medicamento aunque los resultados obtenidos hasta ahora sean mucho menos satisfactorios, pero, en vista de la ineficacia de los otros remedios y de la innocuidad absoluta del Atophan, este producto debe emplearse preferiblemente á los otros.

En el sujeto que padece frecuentemente accesos de gota, será conveniente emplear tambien los diversos tratamientos físicos, hidro-mineral y, una vez por mes, una cura de Atophan en la dosis de 1 gr. durante 3 ó 4 dias.

En fin, el gotoso deberá escoger para su alimentación en los numerosos regimenes alimenticios estudiados en estos últimos tiempos en su obsequio. Los regimenes que parecen dar los mejores resultados son los aconsejados por Castaigne y Rathery en el « Libro del Médico ».

B

Acerca del tratamiento del reumatismo articular agudo y crónico por el Atophan.

OBSERVACIÓN I. — Reumatismo articular agudo.
(Dr Maurice Guinet). Paris.

A. B., 42 años de edad. Ya tuvo 4 crisis de reumatismo agudo tratadas con salicilato de sosa. Ha empezado, hace 2 dias, por calentura, cansancio, dolores en el tarso izquierdo, en la rodilla y en la cadera del mismo lado, en fin, en la rodilla izquierda y en el tarso derecho, muñeca izquierda y ambas espaldas, ligera cefálea, lingua saburral, ninguna albumina, temperatura 39°1. Se administra 3 gr. de Atophan.

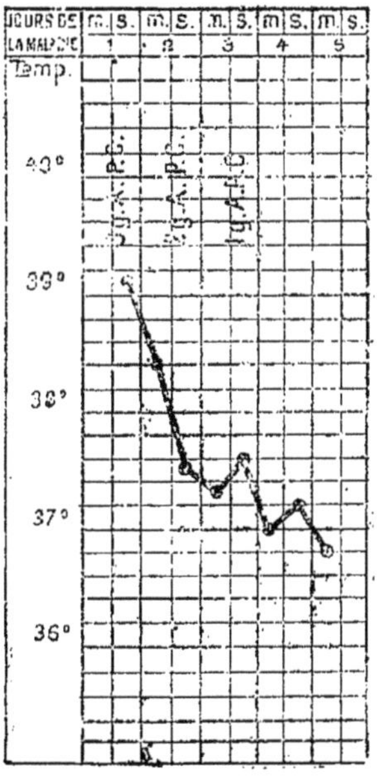

Luego á la 2a oblea, los dolores disminuyen en los piés y en las caderas, y en la mañana siguiente, desaparecen los dolores de los miembros inferiores. El enfermo duerme bien. Por la noche, ne se observa sino una temperatura de 37,5, el enfermo puede sentarse y mover las piernas, pero las espaldas y las muñecas estan todavia un poco dolorosas y la muñeca izquierda un poco hinchada. Se administra 2 gr. de Atophan, los dolores desaparecen completamente. Las orinas estan abundantes, ligeramente turbias. La temperatura estando á 37,6 el enfermo toma 1 gr. de Atophan y el dia siguiente, la temperatura se ha vuelto normal y desaparecen completamente los dolores. Nada en el corazón, ni tampoco en los pulmones. El enfermo vuelve á trabajar tres dias despues.

Observación II. — **Reumatismo articular subagudo.**
(Dr Maurice Guinet). Paris.

G. B... 37 años de edad. Reumatismo subagudo que atacó principalmente las pequeñas articulaciones de las manos y de los piés, los tarsos, ambas rodillas, las muñecas y los hombros. No tiene hinchazón. Movimientos imposibles por ser dolorosos. El enfermo habia tomado 8 gr. de salicilato durante algunos dias sin resultado. Se prescribe 3 gr. de Atophan. Luego en el primer dia, los dolores disminuyen, se percibe ligeros crépitos en las articulaciones; se le administra nuevamente 3 gr. de Atophan; la mejoría continúa; no siente más dolores en las rodillas y en los piés, pero solamente en los hombros y en las pequeñas articulaciones de la mano. Toma 2 gr. de Atophan : visitado 3 dias despues, los dolores habian desaparecido completamente ; toma todavia 1 gr. durante 3 dias más. La curación está completa. 8 dias despues, el enfermo sintiendo ligeros dolores en los dedos y en las muñecas, vuelve á tomar 1 gr. de Atophan durante 2 dias, curación definitiva.

Observación III. — **Reumatismo articular agudo.**
(Dr Maurice Guinet). Paris.

L. D... 10 años. Reumatismo articular agudo clásico con angina, temperatura 39°6. Dolores en las articulaciones de los miembros inferiores con hinchazón, rojez. Las articulaciones vertebrales del pescuezo estan atacadas igualmente, las orinas raras, de color caoba oscuro, respiración extra-cardiaca mesosistólica. Es su primera crisis de reumatismo; se prescribe 2 gr. de Atophan, 15 gr. de bicarbonato de sosa y régimen lácteo absoluto. El dia siguiente, por la noche, temperatura 37°2, desaparición completa de los dolores, de la hinchazón, movimientos posibles, la angina desaparecida casi completamente. El enfermo pide levantarse.

Toma más 1 gr. de Atophan durante 2 dias. La respiración extracardíaca ha desaparecido y todo ha vuelto al estado normal.

OBSERVACIÓN IV. — **Reumatismo articular agudo.**
(Dr Maurice Guinet). Paris.

G. D... 47 años de edad, carpintero, siente de repente durante la noche, dolores violentos en el tarso. La mañana siguiente, las articulaciones de la rodilla y de la cadera estan rojas, hinchadas, dolorosas á la presión.

Entrado en el hospital, temperatura 39°; se le administra el dia mismo 3 gr. de Atophan; el dia siguiente, la temperatura baja á 37°5. Los dolores han desaparecido, se le administra nuevàmente 2 gr. de Atophan y el dia siguiente, 1 gr. El enfermo sale curado el 4° dia.

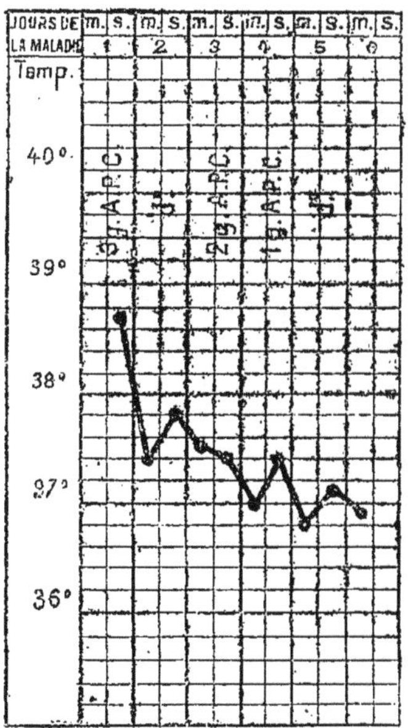

OBSERVACIÓN V. — **Reumatismo articular agudo.**
(Dr Maurice Guinet). Paris.

X... mecánico. Reumatismo articular agudo. Temperatura 38°7. dolores en ambas rodillas; es su cuarta crisis. Se trataba hasta ahora con salicilato de sosa y aspirina; sus crisis duraban 10 à 12 dias; el dia siguiente, dolor en ambas rodillas, en el tarso derecho, en la cadera derecha, en la muñeca y en el tarso derechos con edema y rojez. Ligeros dolores en las articulaciones temporomaxilares, respiración de insuficiencia mitral. Se prescribe 3 gr. de Atophan : desaparecen las hinchazones, salvo en la muñeca. Dolor en las rodillas y un poco en la muñeca. Vuelve á tomar 3 gr. de Atophan. En la misma noche, la temperatura baja á 37°2.

La temperatura se eleva nuevamente á 37°5; solo persisten los dolores en las dos espaldas y un poco en la muñeca. El enfermo toma 2 gr. los dolores desaparecen casi completamente. Se continúa á prescribirle 1 gr. durante 2 dias. Ninguna modificación en el corazón. El enfermo se levanta el octavo dia y vuelve á trabajar el décimo dia.

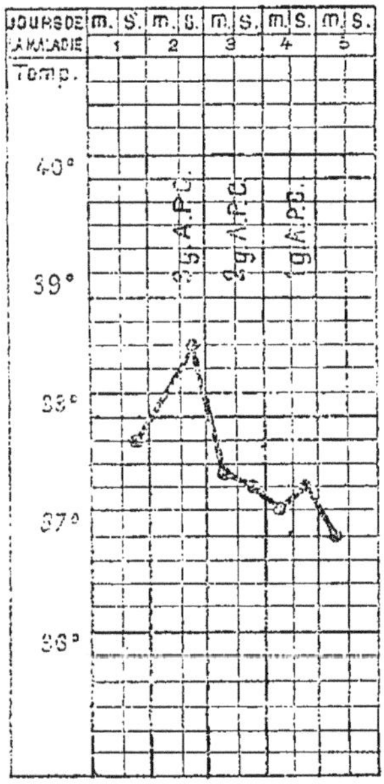

OBSERVACIÓN VI.— **Reumatismo articular agudo y albuminuria.** (Dr Maurice Guinet). Paris.

A. H. empleado de comercio. Me envía á buscar el 8 de Setiembre para una albuminuria. Antecedentes: escarlatina y tuberculosis ganglionaria. Tiene albúmina desde su escarlatina y está obligado á seguir el régimen lácteo de vez en cuando. Cefálea, dolores en las piernas, pocas orinas. 0 gr. 80 de albúmina. Temperatura,

37°8. Prescribo 1 gr. 50 de teobromina y régimen lácteo. Nada en el corazón.

Dos dias despues, 11 de Setiembre, encuentro el enfermo quejándose de violentos dolores en las articulaciones sacra-ilíacas, en las articulaciones costo-vertebrales, en las espaldas, las muñecas, en las articulaciones temporo-maxilares, nada en las piernas. Temperatura: 38°5. Nunca tuvo reumatismo hasta la fecha. Prescribo 3 gr. de Atophan no obstante la albúmina. Despues de tomar 1 gr., los dolores sacro-ilíacos estan aliviados. El dia siguiente, 12 de Setiembre, la temperatura baja á 37°5. Por la noche, está á 37°4.

Vuelvo á dar 2 gr. de Atophan el dia 13. El 14, todos los dolores han desaparecido. Continuo administrando 1 gr. durante 2 dias. La albúmina habia bajado á 0.25 por 24 horas.

Esta observación es muy interesante, puesto que demuestra que se puede administrar sin inconveniente el Atophan á los albuminúricos, lo que no se puede hacer con el salicilato de sosa.

Observación VII. — **Reumatismo articular crónico.** (Dr Maurice Guinet). Paris.

G. M..., viejo reumático habiendo padecido ya 5 crisis y que siente muchas veces dolores indefinidos al nivel de las articulaciones. Se queja de dolores en ambas rodillas, en las caderas, las articulaciones vertebrales, las espaldas. No tiene fiebre. Latidos del corazón sordos. Enfisema. Administro 3 gr. de Atophan. El dia siguiente, los dolores habian casi desaparecido, el enfermo puede sentarse, pero las espaldas y las rodillas le hacen sufrir todavia. Prescribo nuevamente 3 gr. de Atophan. Los dolores desaparecen. Doy todavia 2 gr. y 1 gr. Prescribo un régimen lacto-vegetariano durante algun tiempo y 1 gr. de Atophan para tomar cada vez que vuelvan los dolores. El enfermo ha seguido mi consejo y nunca tuvo crisis que le obligasen á guardar cama.

El enfermo toma 2 gr., despues 1 gr. de Atophan los 2 dias siguientes.

Observación VIII. — **Reumatismo agudo articular.** (Servicio Dr Mosny, hospital Saint-Antoine). Paris.

J. L..., 23 años de edad. Reumatismo articular agudo generalizado. Tercera crisis. Hinchazón de las rodillas y de los tarsos.

Dolores en las muñecas, en los codos, espaldas y temporo-maxilares. Temperatura 38°. Toma 3 gr. de Atophan. Por la noche, temperatura 39,8, el dia siguiente, temperatura 37,3. Los dolores y la hinchazón han desaparecido casi por completo.

Entrado en el servicio el 27 de Mayo, sale 4 dias despues, completamente curado.

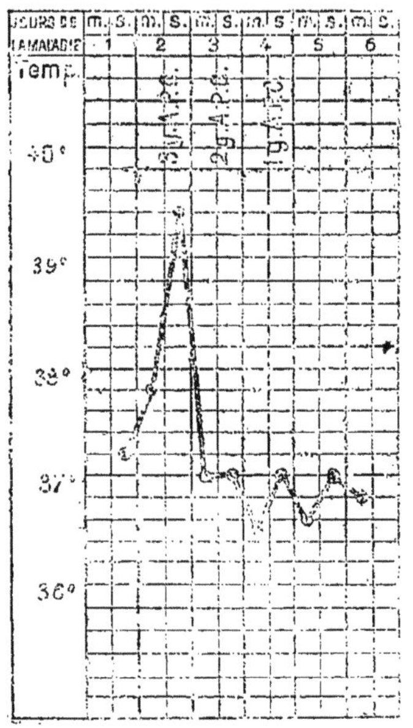

Observación IX. — **Reumatismo articular agudo.**
(Servicio del Dr Mosny, hospital Saint-Antoine). Paris.

L. O..., 27 años de edad. Empleado de tranvias. Antecedentes : Reumatismo articular agudo, en el regimiento, donde estuvo enfermo durante 6 meses ; más tarde, blenorragía. El 5 de Mayo, los piés hinchan y se ponen dolorosos. El dolor ataca rápidamente las rodillas y las caderas. El enfermo ha tenido que abandonar su trabajo. Toma sin consultar á nadie salicilato de sosa. Los dolores atacan las articulaciones de los miembros superiores y tiene que guardar cama. Al cabo del 9° dia, los dolores siendo muy violentos, entra el 15 de Mayo en el hospital. Sufre entonces de todas las articulaciones de los miembros superiores de las pequeñas articulaciones digitales asi como de las de la muñeca, del codo y de la espalda. Ningun movimiento es posible, porque siente igualmente un dolor en el pescuezo, tiene una dispnéa cardíaca. Rozamientos pericárdicos. Se le administra de una vez 3 gr. de Atophan durante 3 dias, despues, 2 gr. igualmente durante 3 dias. La temperatura baja de 39°, 2 á 37°2. El 18 de Mayo, el enfermo no siente más dolor articular, salvo cierta incomodidad en los movimientos de la cabeza en el pescuezo. La sensación de sofocación ha desaparecido completamente. Padece no obstante una angina bastante fuerte.

En el corazón, rozamientos y respiración sistólica, un poco de pleuresia seca. El enfermo que no podia tolerar el salicilato que le causaba dolores de estómago, soporta muy bien el Atophan.

El 24 de Mayo, la temperatura se eleva bruscamente á 38°2 y

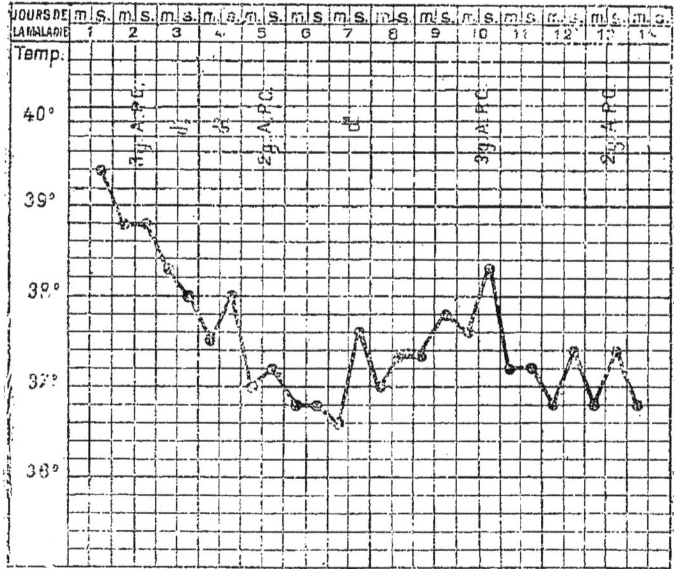

el enfermo siente nuevamente ligeros dolores articulares. Se le administra durante el dia 3 gr. de Atophan. La temperatura baja inmediatamente á 37°2. Supresión del remedio durante 2 dias, despues, la temperatura oscilando entre 37° y 37°5, se le administra el 27 de Mayo 2 gr. de Atophan. A partir de este momento, los dolores y la angina desaparecen ; curación.

Observación X. — **Reumatismo articular agudo.**
(Servicio del Dr Mosny, hospital Saint-Antoine). Paris.

G. R..., 32 años de edad, casera. Reumatismo articular agudo, habiendo empezado hace 3 dias. Antecedentes personales : 2 crisis de reumatismo articular tratadas con salicilato de sosa. El acceso comienza por una cefálea, raquialgia, en seguida, dolor en los piés y las rodillas con hinchazón y rojez marcadas. El dia siguiente, el dolor ataca las muñecas, los codos y las articulaciones lombares. Temperatura : 38°5. Se le administra 3 gr. de Atophan ; no obstante la medicación, la temperatura, el dia siguiente, se ha elevado hasta 39°2. Se le administra nuevamente 3 gr. El

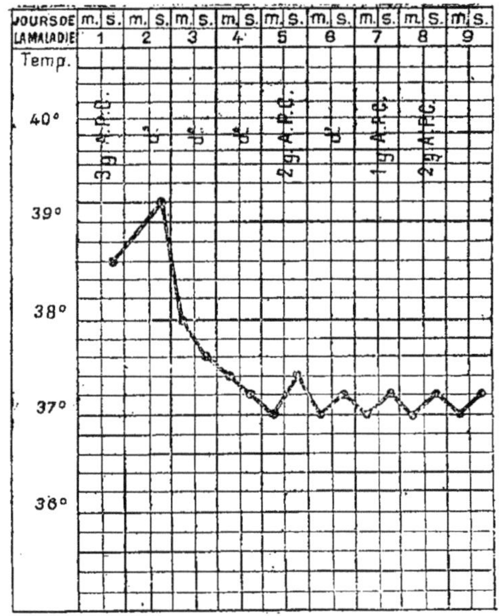

dia siguiente, la temperatura baja á 38°. Los dolores han disminuido notablemente.

Pero, la hinchazón persiste en las rodillas y un poco en las muñecas, dolores en la espalda derecha ; se mantiene 3 gr. de Atophan durante 2 dias más. El quinto dia, la temperatura está normal y la hinchazón ha desaparecido, subsistiendo ligeros dolores. Se le administra 1 gr. de Atophan y los dolores habiendo aumentado ligeramente, el dia siguiente, se le dá 2 gr. y despues 1 gr. 50. La enferma sale 3 dias despues, curada.

Observación XI. — **Reumatismo articular agudo.**
(Servicio Dr Mosny, hospital Saint-Antoine). Paris.

G. D..., 30 años de edad, entra en el servicio à consecuencia de dolores articulares violentísimos.

Antecedentes personales : A los 18 años, primera crisis de reumatismo ; guardó cama 10 dias, estuvo enfermo durante dos meses.

Tiene una respiración mitral muy precisa. El 23 de Mayo, empieza el dolor en el muslo derecho, lo que no le impide de trabajar.

El 28 de Mayo, dolores en la rodilla izquierda.

El 29 de Mayo, no puede mover más los miembros inferiores y entra en el hospital con una temperatura de 39°2 ; no se le administra Atophan, pero el dia siguiente, la temperatura elevándose à 39°8, se le dá de una vez 3 gr. de Atophan. Siente en aquel momento dolor en la rodilla derecha, en ambas espaldas, pocos dolores en las otras articulaciones.

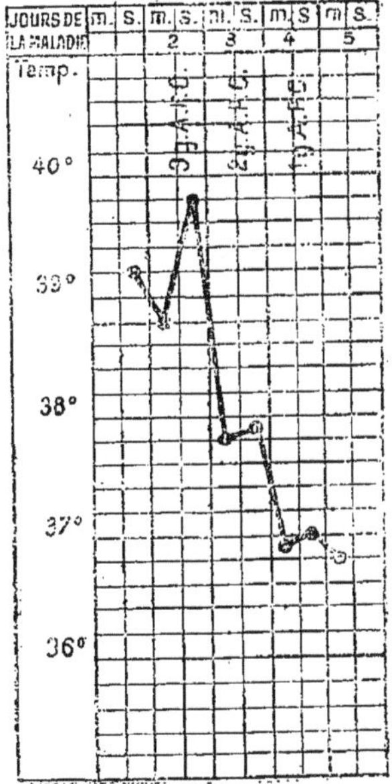

El 1° de Junio, no siente más dolor en el muslo ni tampoco en la rodilla derecha, la temperatura baja de repente á 37°8. Se le dá no obstante más 2 gr. de Atophan ; el dia siguiente, los dolores desaparecen. Exeat 48 horas despues.

Observación XII. — **Reumatismo articular agudo.**
(Servicio Dr Mosny, Hospital Saint-Antoine). Paris.

J. D..., 21 años de edad, betumista. Entra con motivo de dolores articulares. Primera crisis de reumatismo á los 9 años. Los fenómenos agudos fueron de corta duración, pero tuvo 3 meses de convalecencia. Dos otras crisis entre 15 y 17 años. Ultima crisis en Noviembre de 1911 : tuvo que quedar un mez en observación para su corazón.

La enfermedad actual empeza el 7 de Abril por dolores en las rodillas y en los piés con rojez é hinchazón. Entra en el hospital el 10 de Abril.

Las articulaciones de la espalda son poco dolorosas, pero hinchadas. En la auscultación se encuentra una respiración presistólica de la punta con aumento del 2° ruido.

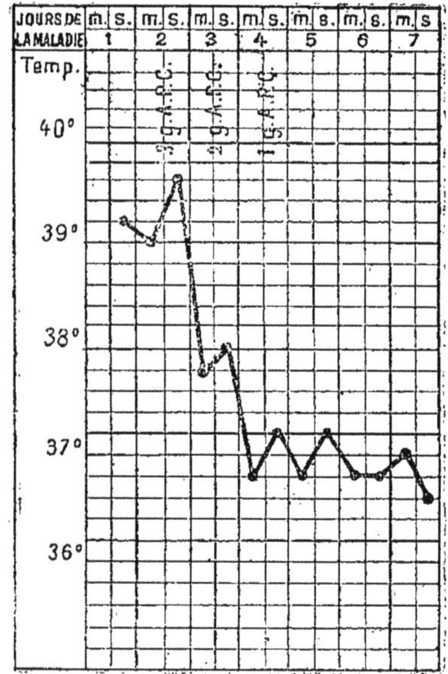

La temperatura cuando entró era de 39°1 y, por la noche, de 39°7. Se le administra de una vez 3 gr. de Atophan.

El 12 de Abril, las espaldas estan buenas. Las piernas pueden moverse. Ninguna hinchazón. La temperatura ha bajado á 38°, no obstante se le dá el 13 2 gr. de Atophan. El 14 de Abril, el enfermo anda. Ligero dolor á la presión, 1 gr. de Atophan.

El 16, el enfermo sale curado.

Observación XIII. — **Reumatismo infeccioso.**
(Servicio Dr Mosny, Hospital Saint-Antoine). Paris.

L. A..., 40 años de edad. Bronquitis crónica desde la edad de

16 años. Blenorragía á los 20 años. El 15 de Junio, torticoli al levantarse de la cama obligando al enfermo á quedarse encorvado. No obstante, vá á trabajar. Padece dolores articulares empezando por la espalda, para atacar el codo y la muñeca y, en seguida, la rodilla y el tarso. Continuando su trabajo, el enfermo acaba el dia como de costumbre. Una vez en casa, los dolores habiendo aumentado considerablemente, se mete en la cama. El dia siguiente, estando más enfermo, entra en el hospital el 19 de Junio. Padece entonces dolores bastante vivos en los 4 miembros. No obstante algunas articulaciones parecen estar más atacadas, sobre todo las de la muñeca derecha y del codo izquierdo.

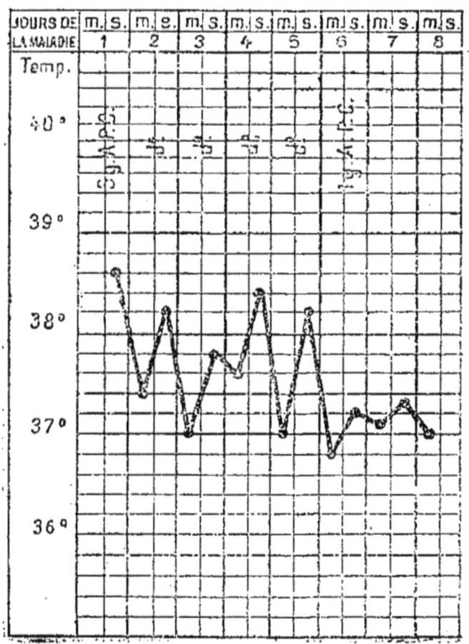

En la auscultación del pulmón, se encuentra una inspiración muy fuerte en la derecha con algunos crépitos. Corazón normal, hígado hinchado. La temperatura es de 38°7. Se administra 3 gr. de Atophan. El dia siguiente por la mañana, los dolores no subsisten sino en la muñeca derecha y el tarso izquierdo.

Pero, la temperatura oscilando entre 38° y 37° durante 4 dias y los dolores disminuyendo muy lentamente, no es sino 6 dias despues que desaparecen y que la temperatura baja el dia que sigue el en que se administra nuevamente 1 gr. de Atophan. En esta observación, no parece que se trate de un verdadero reumatismo articular agudo. Los antecedentes, la edad del enfermo, la evolución, la lesión de la cima derecha parecen deber hacer pensar más bien á un reumatismo de origen tuberculosa, lo que nos explica la lentitud de la evolución.

Observación XIV. — **Reumatismo articular agudo.** (Heller).

P..., negociante, 22 años de edad. Reumatismo articular agudo y dolor con fiebre y dolores marcados. El 3/2, hinchazón de las articulaciones de la mano y del pié derechos, asi como tambien de la rodilla izquierda. Eritema nodoso em ambos muslos. Temperatura, 39°2. Se prescribe de una vez 5 gr. de Atophan por dia. El 5/2, las hinchazones han disminuido notablemente. Temperatura, 37°4.

El 7/2, todas las articulaciones no tienen más inflamación ni dolores. Temperatura : 36°6. El eritema nodoso de los muslos ha desaparecido casi completamente. El 14, todos los sintomas han desaparecido. La temperatura queda normal. El eritema nodoso ya no existe. Observación : Heller no vacila en administrar de una vez 5 gr. de Atophan por 24 horas y esto durante 4 dias, sin que aparezca ningun accidente de intolerancia.

Observación XV. — **Reumatismo articular agudo.** (Heller).

R..., obrero, 38 años de edad. Reumatismo articular agudo, con dolores articulares desde una semana; se trató en casa con aspirina.

El 9/2, hinchazón inflamatoria considerable de las articulaciones del pié, de la mano y del codo derechos. Hinchazón menor de la rodilla izquierda, dolores violentísimos. Insomnia, no obstante la morfina. Temperatura : 38°6. Se prescribe 5 gr. de aspirina por dia, al cabo de 4 dias sin resultado. Las hinchazones no han disminuido. Temperatura : 38°4 por la mañana, por la noche, 39°5 : Se prescribe 3 gr. de Atophan por dia. Al dia siguiente, las inflamaciones de las articulaciones han disminuido mucho, lo mismo que los dolores ; temperatura, 37°4. Se continúa el Atophan á la dosis de 3 gr. por dia y desde el 20/1, la temperatura está normal, las articulaciones libres. El 25/1, el enfermo se marcha curado.

Mencionaremos ahora una observación de reumatismo articular y casi subagudo. Hemos observado de este modo cerca de veinte casos que pueden corresponder á esta observación, puesto que la marcha de la enfermedad tratada con el Atophan ha sido idéntica en todos los casos.

Observación XVI. — Reumatismo subagudo.
(Dr Maurice Guinet). Paris.

L. H... 26 años de edad, costurera. Padece muchas veces dolores en las rodillas, en los piés que hinchan de vez en cuando y en las muñecas lo mismo que en las pequeñas articulaciones de las manos. Estos dolores son inconstantes, fugaces, de intensidad variable, obligando á veces la enferma á interrumpir su trabajo. Nunca tiene fiebre y nada en el corazón. Se prescribe 3 gr. de Atophan por 24 horas, cuando los dolores son poco violentos y 1 gr. cuando son ligeros. La enferma se ha sentido muy aliviada con el tratamiento y toma Atophan « proprio motu ».

Del exámen de estas observaciones podemos sacar algunas conclusiones interesantes.

En todos los casos, hubo una disminución rápida de los fenómenos fluxionarios y dolorosos, despues cesación.

En todos los casos, excepto uno, hubo caída rápida de la temperatura, de 39° y más á 37°5. Hemos observado, por otra parte, que se trataba muy probablemente en este caso de un reumatismo tuberculoso. Hemos podido ver que el Atophan daba resultados en casos en que un derivado de los salicilatos, el ácido aceto-salicílico (aspirina) habia sido ineficaz. (Observación XV de Heller).

Además, el Atophan tiene sobre el salicilato de sosa una ventaja importante. No ocasiona ninguna perturbación gástrica ó renal, y no es tóxico. Los enfermos que no pueden soportar el salicilato de sosa que les dá dolores de cabeza, zumbidos de oídos y vahidos,toleran admirablemente el Atophan. Presenta igualmente esta ventaja muy interesante de poder ser administrado sin inconveniente á los albuminúricos. (Obs. VI) En este caso, no solo la albumina no ha aumentado. sino ha disminuido. En fin, es raro observar con el salicilato de sosa caídas bruscas de temperatura observadas con el Atophan.

Los resultados que hemos registrado han sido observados tambien por otros autores. Fraenkel ha notado resultados notables en casos de reumatismos refractarios á los salicilatos.

Klemperer, en 100 casos en que administró el Atophan, nunca tuvo resultado negativo. Tschernikow y Magat lo emplearon en 3 casos agudos, 3 subagudos y 2 crónicos seguidos de curación.

Del uso del Atophan en el tratamiento del reumatismo articular, estos autores han deducido : que hay siempre un aumento evidente de la eliminación del ácido úrico : 216 0/0 en ciertos casos en que el régimen alimenticio no sirve para nada, que la diuresis aumenta muy sensiblemente, pero que las orinas estan muchas veces turbias por la presencia de uratos insolubles.

Sus observaciones estan, pues, conformes con las nuestras y confirman la acción del Atophan en el reumatismo.

Modo de acción del Atophan en el reumatismo articular.

De que modo obra el Atophan en el reumatismo articular agudo?

Antes de resolver esta cuestión, creemos conveniente decir algunas palabras acerca de la patogenia de esta enfermedad.

Hoy en dia, se ha renunciado completamente á la teoria antigua de Sydenham, Van Swieten y Boerhave, quienes defendían la tésis de la discrasia ácida. Segun el parecer de unos, tratábase de un exceso de ácido láctico, para los otros, de un exceso de ácido úrico. Pero, el ácido úrico en demasía no ha sido encontrado ni en la sangre por Garrod, ni tampoco en las orinas por Bartels, ni en el sudor por Lehman. El acido láctico ha sido encontrado en enfermedades otras que el reumatismo. Se puede reconocer que la hiperacidez observada en el reumatismo representa sino lo causa, pero más bien una de las consecuencias de la enfermedad.

No insistiremos sobre la teoría nevropática, ni tampoco sobre la teoría embólica, mencionaremos únicamente la teoría infecciosa. Con efecto, el reumatismo articular agudo se presenta clinícamente como una enfermedad infecciosa : el estado general, la fiebre, las complicaciones viscerales. En fin, en estos últimos tiempos, se ha descrito diversos agentes patogenos, pero la cuestión no está todavia resuelta definitivamente en la hora actual.

En los sujetos padeciendo reumatismo que tomaron Atophan, Tschernikow y Magat han observado un aumento de la excreción del ácido úrico : los otros autores no han mencionado en sus observaciones investigaciones sobre el particular. Esta cuestión parece deber necesitar nuevas investigaciones precisas á que no hemos podido dedicarnos todavia. Como quiera que sea, pensamos como Klemperer que en el reumatismo articular agudo, el Atophan tiene la acción siguiente : En virtud del radical quinólico que contiene, obra como antitérmico y es tambien muy posible que, por su ácido carbónico aromático, obre como analgésico del mismo modo y por el mismo mecanismo que el ácido salicílico, pero con mucho más poder.

Este modo de interpretar la acción del Atophan nos parece muy justo. Explica la disminución rápida de la temperatura y la acción anestésica, pero no explica la desaparición rápida de la hinchazón articular, y en ciertos casos la reabsorción de las hidartrosis que se observan frecuentemente en los reumatismos y que hemos visto disminuir muy rápidamente en algunas de nuestras observaciones. Es muy probable que el Atophan obre del modo siguiente : además del agente infeccioso en caso que exista, del microbio patogeno, aun desconocido pero posible, habría otra causa contra la cual el Atophan está poderosamente armado : una sobrecarga úrica en la articulación, pero sobrecarga úrica mucho mas importante que en la gota y que crea únicamente un « locus minoris resistentiae » que favorece la acción del agente infeccioso indeterminado aún hasta la fecha.

Para terminar este estudio acerca de la acción del Atophan en el reumatismo articular agudo, recordamos que en la mayoría de los casos, se puede administrar 3 gr. en los primeros dias, 2 gr. en el 2º y 1 gr. los dos dias siguientes. En los casos en que los sintomas no disminuyen bastante de prisa, se puede sin inconveniente dar 3 gr. algunos dias seguidos. Naturalmente, se añadirá 15 gr. de bicarbonato de sosa y el enfermo seguirá el régimen lácteo. Heller no vacila en administrar 5 gr.por dia durante algunos dias.(Obs. XIV)

En el reumatismo crónico, los resultados son más inconstantes :

Lo hemos probado en 4 casos y no hemos conseguido un resultado muy satisfactorio, sino una ligera atenuación del dolor. Si hemos de decir la verdad, en estos casos, todos los medicamentos probados : salicilato de sosa, aspirina, salipirina, ioduros, no habian producido mejoría alguna. Heller cita 2 casos, Tschernikow y Magat 2 igualmente, en que habrían conseguido un resultado perfecto. Pero, dichos casos estan separados todavia en la terapéutica del reumatismo crónico.

C

Acerca del tratamiento del reumatismo blenorrágico por el Atophan.

Observación I. — (Dr Maurice Guinet). Paris.

G. L..., mecánico. Blenorragía en evolución desde 10 dias. Flujo poco abundante. No hay nada que señalar en sus antecedentes. Nunca estuvo enfermo, nunca tuvo reumatismos.

El 5 de Agosto, padece dolores em ambas rodillas, en los tarsos, la cadera derecha y ambas muñecas. Estos dolores persisten, las articulaciones hinchan ligeramente.

El 7 de Agosto en el exámen, hinchazón y rojeces en ambas rodillas, en los tarsos, las 2 muñecas. Dolor en las caderas, en las espaldas y los riñones. Se prescribe 3 gr. de Atophan.

El 9 de Agosto, la hinchazón ha desaparecido completamente, los dolores han disminuido, persistiendo solamente en las espaldas y las muñecas. Temperatura : 37°3 : se dá 2 gr. de Atophan.

El 11 de Agosto, desaparición completa de los dolores.

El flujo tratado al mismo tiempo ha desaparecido casi por completo.

El 19 de Agosto, padece nuevamente dolores en las muñecas, basta 1 gr. de Atophan para suprimirlos.

Observación II. — (Servicio del Dr Mosny, Hospital Saint-Antoine). Paris.

V. B..., escultor sobre madera. Flujo blenorrágico desde el 1° de Enero. Nunca tuvo reumatismo y trata su blenorragía con sándalo y algunas inyecciones tomadas irregularmente.

El 20 de Febrero, dolores en las articulaciones de los dedos, que desaparecen cerca del 1° de Marzo. Pero en aquel momento, padece dolores en los piés y las rodillas que persisten. El 13 de Marzo, imposibilidad de andar.

El 14 de Marzo, 3 gr. de Aspirina, ninguna mejoría. Mismos dolores. El 26 de Marzo, 8 gr. de salicilato. Ninguna modificación.

El 3 de Abril, 3 gr. de Atophan, los dolores disminuyen.

El 4 de Abril, desaparecen los dolores.

El enfermo, curado de su reumatismo y de su flujo, sale el 8 de Abril.

Observación III. — (Servicio del Dr Mosny, Hospital Saint-Antoine). Paris.

L. H..., pintor. Blenorragía desde 3 semanas. Entra en el hospital el 4 de Mayo. Nunca tuvo reumatismo, pero tuvo ya una blenorragía sin reumatismo. El enfermo se queja de dolores en las 2 articulaciones tibio-tarsianas que empezaron hace 5 dias impidiéndole de levantarse en la víspera de entrar para el hospital.

En el exámen, dolores al nivel de las articulaciones tibio-tarsianas. Hinchazón muy ligera, movimientos imposibles, no tiene fiebre. Se prescribe 3 gr. de Atophan, el dia siguiente, 5 de Mayo, los dolores han desaparecido casi completamente: se le administra nuevamente 2 gr. de Atophan.

El 6 de Mayo, el enfermo puede moverse, pero sufre todavía cuando anda. Toma aun 1 gr. de Atophan y el 10 de Mayo, el enfermo sale curado.

Observación IV. — (Arning).

P..., 28 años de edad. Entra el 12 de Diciembre de 1911.

Antecedentes :

1900 : Blenorragía y epidemitis.

1901 : Cáncer blando é incordio en la izquierda.

1904 : Blen. incordia á la derecha, inflamaciones de la articulación coxo-femoral derecha (duración : 6 meses.)

1910 : Blenorragía. Inflamación de la cadera y de la espalda derecha. Duración de la afección : 6 meses.

1911 : Ultimo coito, 24 de Noviembre. Flujo 3 dias despues. Estado actual : flujo purulento abundantísimo.

Balitis blenorrágica.

El 15/12/1911 : Dolores violentos en la articulación de la espalda derecha, la mobilidad ha disminuido.

El 19/12/1911 : 3 gr. de Atophan ; 20/12/11 : los dolores de la cadera y de la espalda han disminuido mucho.

26/12/11 : Las articulaciones atacadas estan casi indolorosas. La mobilidad está intacta. Desde el 26/12, dolores en el pié izquierdo.

29/12/11 : Todas las articulaciones estan libres, se suprime el A. P.` C.

2/1/1912 : El 31/12, el enfermo padece dolores en la articulación maxilar izquierda y en la de la espalda. A la izquierda la articulación de Chopart está dolorosa : 3 gr. de Atophan.

7/1/1912 : Articulaciones libres. Atophan suprimido.

20/1 : Salvo algunos dolores que padece aqui y alli en el pié izquierdo cuando anda, todos los dolores han desaparecido definitivamente.

23/1 : Exeat.

Arning ha publicado varias otras observaciones relatando el éxito del Atophan en el reumatismo blenorrágico que corresponden á esta última. Tenemos que observar que, segun la declaración del autor, el Atophan nunca tuvo acción sobre el flujo.

Las observaciones que acabamos de relatar son interesantes á dos puntos de vista :

1º Al punto de vista terapéutico ;

2º Al punto de vista del modo de acción del Atophan en el reumatismo blenorrágico.

Al punto de vista terapéutico, sea cual fuere el resultado conseguido, debe ser registrado con satisfacción, puesto que el Atophan tuvo éxito en el reumatismo blenorrágico, tan difícil de tratar y contra el cual se ha experimentado sucesivamente sin éxito el salicilato de sosa, el salol, la aspirina, etc.

En nuestras observaciones, notamos que los resultados han sido rápidos. La temperatura se ha vuelto normal con la misma rapidez que en el reumatismo articular agudo : los fenómenos dolorosos y la hinchazón han desaparecido tan vivamente como en el reumatismo banal.

Podemos observar que el Atophan no obra en todas las formas de reumatismo blenorrágico, obra principalmente en las formas poliarticulares. Lo hemos probado en un caso de reumatismo blenorrágico de forma septicémica con temperatura á 40°. Todas las grandes articulaciones estaban atacadas, endocarditis, etc., no hemos obtenido resultado alguno. Lo mismo en las monoartritis agudas, las formas purulentas, las formas crónicas. Estos casos son completamente refractarios á la acción del Atophan.

Cual será el mecanismo de la acción del Atophan en el reumatismo blenorrágico? Sabemos que los enfermos que padecen reumatismo blenorrágico sufren una nueva crisis de su artritis en cada nueva infección blenorrágica. Este fenómeno es causado, sea por una predisposición especial á la generalización, sea, lo que parece más verosimil, porque estos sujetos presentan en sus articulaciones una predisposición á la inflamación luego que interviene una influencia nociva. Hay articulaciones que ofrecen esta sensibilidad en los artríticos y los gotosos. En estos enfermos, un traumatismo mecánico, una distensión ó una contusión pueden determinar la aparición de una inflamación fundada sobre una excreción brusca de ácido úrico.

Se podría admitir que los gonococos caminando en los tejidos puedan obrar como lo hace un traumatismo : una parte por lo menos de la inflamación sería debida entonces á una secreción urática de los tejidos. Este fenómeno parece tanto más aceptable cuanto que, al punto de vista clínico, es muchas veces difícil distinguir una artritis blenorrágica de una artritis gotosa y que, al punto de vista terapéutico, el Atophan obra en ambos casos.

Podriamos decir tambien que el Atophan obra en el reumatismo blenorrágico del mismo modo que en el reumatismo articular agudo por sus dos radicales y por su doble acción anestésica y antitérmica.

D

Acerca del tratamiento de ciertas formas de nevralgias y de ciática por el Atophan.

No hemos tenido la ocasión de usar muchas veces el Atophan en los casos de nevralgias y de ciática. Pero lo hemos ensayado con éxito en un caso de ciática doble en una mujer de 45 años de edad, ciática de forma nevrálgica inmobilizando la enferma en la cama. Hemos administrado 3 gr. de Atophan y al mismo tiempo, hemos empleado el tratamiento clásico con salicilato de metilo. Se ha curado en seis dias poco más ó menos. Pero, no podemos afirmar que la curación sea debida al Atophan. Sin embargo, Weintraud y Heller afirman haber obtenido resultados satisfactorios en casos de ciática reumática, pero no han publicado observación sobre el particular. Zuelzer dice haber obtenido resultados excepcionalmente rápidos en casos de ciática y de nevralgía intercostal y en 2 casos de nevralgia cubital. El dia siguiente y dos dias despues de la ingestión de Atophan, los dolores subjetivos muy violentos habían desaparecido completamente. Pero, en otros casos, el autor confiesa no haber conseguido los resultados deseados.

Sin embargo, en virtud de la innocuidad absoluta del Atophan y su perfecta tolerancia por los enfermos, parece indicado que se deba ensayarlo por lo menos en los casos de ciáticas y de nevralgias rebeldes en los artríticos.

CONCLUSIONES

MODO DE USO

Del estudio que precede, podemos concluir lo siguiente :

A. — El Atophan es actualmente el medicamento que tiene la acción más poderosa y más rápida sobre la eliminación del ácido úrico.

B. — La eliminación aumentada del ácido úrico es debida á una acción duplicada del medicamento.

1º Una acción sobre el metabolismo de las purinas;

2º Una acción excito-secretoria sobre el riñon que elimina mucho más ácido úrico que normalmente.

C. — El Atophan experimentado primeramente en los animales, en seguida en el hombre sano y en fin en el enfermo, ha dado resultados, al punto de vista de la eliminación del ácido úrico, que nunca han sido conseguidos hasta hoy. Nunca ocasionó accidente tóxico alguno, puesto que su acción sobre el corazón, el estómago y el intestino es completamente nula.

D. — Su acción fisiológica lo indica absolutamente en la terapéutica de la gota y del reumatismo articular agudo.

E. — En el verdadero ataque de gota aguda, como lo han demostrado las observaciones mencionadas, el Atophan debe emplearse de una vez en la dosis mínima de 3 gr. por 24 horas. Asimismo, si los accidentes sintomáticos cesan luego, el tratamiento debe continuarse disminuyendo progresivamente la dosis del medicamento de 0 gr. 50, por 24 horas.

La absorción de bebidas alcalinas abundantes facilita la diuresis y, aumentando la solubilidad de los uratos de excreción, ayuda poderosamente la acción del medicamento.

F. — La acción curativa del Atophan es notable en el reumatismo articular agudo; despues de absorberse de una vez 3 gr. del producto, los fenómenos dolorosos é inflamatorios disminuyen mucho más de prisa que con el tratamiento habitual con los salicilatos y sus derivados. Lo mismo que para la gota, el tratamiento progresivamente disminuido debe ser prescrito.

G. — La acción del Atophan en la gota crónica y en el reumatismo articular deformante crónico es menos eficaz. Sin embargo, hemos mencionado en este trabajo varias observaciones en que estas enfermedades han sido tratadas con éxito por una especie de cura prolongada por el medicamento á la dosis de 0,50 cgr. por dia durante algunas semanas.

H. — En las formas poliarticulares del reumatismo blenorrágico, aunque sin acción sobre el mismo gonococo, el Atophan ha dado algunos buenos resultados que hemos mencionado; debe emplearse del mismo modo que en el reumatismo articular agudo. Hemos procurado explicar su acción en este caso, en nuestro estudio.

I. — En varios casos de ciática rebelde y de nevralgias en artríticos verdaderos, el uso del Atophan ha dado resultados satisfactorios. Debe emplearse como en los reumatismos.

J. — El Atophan ha sido prescrito por varios autores en la dosis de 5 gr. por 24 horas y esto durante algunos dias seguidos en enfermos rebeldes á cualquier tratamiento. Aunque usado en esta gran proporción, muchas veces inútil, nunca se ha observado accidentes consecutivos á su absorción. Los enfermos no han padecido las incomodidades que suelen sentir despues de tomar cólchico ó sus derivados (asma cardíaca, náuseas, diarreas profusas) ó despues del tratamiento al salicilato de sosa (cefálea, vahidos, zumbidos de oídos) ó aun consecutivamente al tratamiento por el ácido acetosalicílico (aspirina) sudores profusos).

BIBLIOGRAFIA

I. — La acción del Atophan sobre la eliminación del ácido úrico, por el Pr. ARTHUR NICOLAIER e MAX DOHRN. (*Deutschen Archives für klinische Medizen*, 1908.)

II. — Acción ejercitada por el Atophan sobre el metabolismo de las purinas, por el Pr. STARKENSTEIN, de la Universidad de Praga. (*Arch. für experimentale Pathologie und Pharmacologie*, 1911.)

III. — Acerca del tratamiento de la gota por el Atophan, por M. WEINTRAUD, de Wiesbaden. (*Therapic des Gegenwart*, Marzo de 1911.)

IV. — El Atophan en el tratamiento de la gota y del reumatismo articular, por ERNEST HELLER, de Berlin. (*Berliner klinische Wochenschrift*, 1911.)

V. — El Atophan, su influencia sobre la eliminación del ácido úrico en la gota y el reumatismo articular agudo, por el Pr. E.-A. TSCHERNIKOW y T. S. MAGAT, de Charkow. (*Journal Médical de Charkow*, 1911.)

VI. — Comunicación sobre el Atophan al 20° Congreso de medicina interna Abril de 1911, en Wiesbaden, por W. WEINTRAUD. (*Berliner klin. Woch.*, 1911.)

VII. — La acción del Atophan sobre los sujetos sanos y los enfermos, por el Doctor FELIX DEUTSCH, de Munich. (*Müncher Medizinische Wochenschrift*, 1911.)

VIII. — Contribución á la acción del ácido fenilquinólico[2] carbónico[4] sobre el metabolismo de las purinas sobre el perro, por K. FROMHERTZ. (*Biochemische Zeitschrift*, vol. 35, 1911.)

IX. — Punto de ataque del Atophan en su acción sobre la eliminación del ácido úrico, con observaciones relativas á la teoría de la uricemia gotosa, por E. FRANCK y B. BAUSCH. (*Berliner klin. Wochens.*, 1911.)

X. Acerca de los caracteres y del tratamiento de la gota por el

Atophan, por el Pr. Friedricht Richter. (*Revista de Medicina de Alemania*, nº 51, 1911.)

XI. — Algunas reacciones características del Atophan, por el Pr. M. Sckorcziwski y J. Sohn. (*Diario semanal clinico de Viena*, nº 49, 1911.)

XII. — Contribución al estudio clínico de la blenorragia y de sus complicaciones, por el Pr. Ed. Arning. (*Archives für Dermatologie und Syphilis*, vol. CXIII, 1912.)

XIII. — Acerca de la influencia del Acido fenilquinólico2-carbónico4 (Atophan) sobre la excreción del ácido úrico en la gota y el reumatismo articular, por el Pr. E. A. Tschernikow y J. S. Magat. (*Diario medical de Charkow*, 1912.)

XIV. — Comunicación sobre el tratamiento de la diatesis gotosa por el Atophan, por el Consejero de Higiene Hugo Bach y Edouard Strauss.(*Diario sem. Med. de Munich*, nº 31, 1912.)

XV. — Acerca de las experiencias y de los efectos del Atophan sobre la gota crónica, por el Pr·Plehn. (*Deutschen Mediz. Woch.*, 1912.)

XVI. — Acerca de la transformación de los resíduos de las purinas por el Atophan, por el Pr. W. Skorcwinski y J. Sohn, (*Diario de las exper. patolog. y terap.*, vol. VIII, p. 254, 1912.)

XVII. — Acerca del tratamiento del reumatismo articular por el Atophan en la casa de salud Moabit del Pr. Klemperer, por A. Bendix. (*Diario de la Terap. actual.*, 1912.)

XVIII. — El tratamiento de la gota por el Atophan, por el Dr Retzlaff. (Conferencia publicada en la *Deuts. Mediz. Woch.*, nº 9, 1912.)

XIX. — Revista de los enfermos de la nutrición, por el Dr Linossier, *loc. cit.* (*Paris Médical*, Abril de 1912.)

XX. — Contribución al estudio del ácido fenilquinólico2-carbónico4 (Atophan) y de sus usos terapéuticos, por el Dr Robert Cruet y Maurice Guinet. (Comunicación al Congreso de Patologia comparada. Paris, Octubre de 1912.)

XXI. — Castaigne y Rathery. Libro del Médico.

XXII. — Enriquez, Laffitte, Bergé y Lamy, Tratado de Medicina.

XXIII. — La diatesis úrica, Henri Labbé.

XXIV. — Maurice Guinet. Contribución al estudio del ácido fenilquinólico2-carbónico4 (Atophan) y sus aplicaciones terapéuticas. Tésis. (Paris, 1912.)

INDICE

—

Poitiers. — Typ. G. Roy, 7, calle Victor-Hugo.

www.ingramcontent.com/pod-product-compliance
Ingram Content Group UK Ltd.
Pitfield, Milton Keynes, MK11 3LW, UK
UKHW020325220726
13923UKWH00003B/1371

9 782019 243890